Analyse

pour-servir d'introduction

a l'ouvrage

de Guillaume Pataud

sur les affections nerveuses.

———————

ANALYSE

POUR SERVIR D'INTRODUCTION

A L'OUVRAGE

DE GUILLAUME PATAUD,

SUR LES AFFECTIONS NERVEUSES.

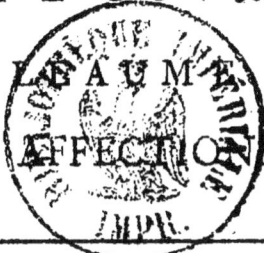

>> Une utile et grande découverte est l'acquisition
>> du travail ou du génie ; mais la perfection de
>> cette découverte n'est l'ouvrage que du temps >>.
ROUSSEAU.

A CLERMONT-FERRAND,
De l'Imprimerie de GRANIER et FROIN,
Imprimeurs du Département du Pui-de-Dôme.

AN VIII.

AVANT-PROPOS.

DE toutes les infirmités qui affligent l'humanité, les affections nerveuses sont non seulement les plus communes, mais encore celles dont les causes sont les moins connues, les symptômes les plus variés, et le traitement le plus incertain.

La médecine s'est enrichie d'une infinité de nouvelles découvertes; depuis quelques années, de vieilles erreurs ont été eloignées, des vérités incontestables mises à leur place; mais, par un coup du sort funeste à l'humanité, loin que les affections nerveuses se soient ressenties des bons effets produits des découvertes nouvelles, elles sont devenues plus communes et bien plus difficiles à combattre.

C'est ce tableau (affreux et déchirant pour toute ame sensible) d'une portion très-nombreuse de l'humanité livrée à des maux cruels, et presque toujours incurables, qui m'a décidé, malgré les obstacles que j'entrevoyais, à scruter la nature, à chercher dans son sein les causes du mal, ses effets, et les moyens propres à rétablir l'équilibre et la santé.

Après de longs et pénibles travaux , et des recherches scrupuleuses , je crois être venu à boût de découvrir dans ce dédale obscur et difficile , des routes qui n'ont été frayées par nul autre avant moi.

Vouloir changer les principes reçus , principes que beaucoup de personnes regardent comme sacrés à cause de leur antiquité , (comme si l'antiquité d'une erreur devait en légitimer la durée) ; déchirer tout d'un coup le masque qui cachait la vérité depuis tant de siècles , c'est sans doute diriger contre soi les traits envénimés de la jalousie et de toutes les autres passions qui , se roidissant continuellement contre toutes les méthodes nouvelles , se sont tant opposées aux progrès d'un art , le premier de tous par son utilité.

C'est envain (je ne crains point de l'avancer , et tous les gens de l'art qui savent raisonner seront de mon avis) qu'on fouillera tous les auteurs tant anciens que modernes , qui ont écrit sur les affections nerveuses ; on ne trouvera dans les ouvrages de ces hommes illustres à beaucoup d'égards , qu'incertitude et opposition , non seulement dans leurs principes , mais encore dans leur manière d'agir.

Lorsque la cause d'une maladie est inconnue , chacun ne va qu'au hazard , et la marche du médecin est alors incertaine et mal assurée.

De tous les médecins qui, depuis quelques années, ont rendu de grands services à l'art de guérir, BROWN, malgré ses erreurs, est celui qui doit tenir le premier rang, quand il n'aurait d'autre mérite que celui d'avoir fixé l'attention des médecins instruits et philosophes, en leur rappelant que le corps de l'animal vivant renferme en lui un seul principe essentiellement sensible, principe auquel tous les nerfs servent de conducteurs, principe qui peut être contenu en plus ou en moins, ce qui fait que nous sommes plus ou moins irritables.

Quoique je me sois toujours montré le défenseur zélé des grandes vérités que renferme l'ouvrage de BROWN, il s'en faut bien que, servile admirateur des productions de ce grand homme, j'encense jusqu'à ses erreurs. Ami de l'humanité et de la vérité, aucune considération, aucun intérêt ne pourront jamais me contraindre à trahir l'un ou l'autre ; c'est avec la franchise de l'honête homme et de l'amant de la vérité, que je déclare à l'univers entier que la source de presque toutes les erreurs de BROWN vient de ce que ce grand médecin théoricien a cru que l'excitabilité étant ébranlée dans un lieu quelconque, l'ébranlement devait se communiquer avec la même force à toute l'économie, ce qui est une erreur.

Dans les lieux où agissent les forces existantes, là se dirige principalement l'afflux des humeurs et la vitalité : voilà ce que m'ont appris l'expérience et la raison, et sur quoi est presque fondée toute ma méthode.

Les découvertes que j'ai faites sur la manière dont le principe de la vie peut se réflechir dans l'économie animale, sont si utiles au médecin, (ou au moins je le pense) que sans elle l'art de guérir ne peut pas pas faire de nouveaux progrès.

Hommes probes et instruits ! vous tous médecins philosophes, c'est entre vos mains que je remets les principes sur lesquels est fondée ma méthode. L'amour de l'humanité est le seul mobile qui vous a déterminé à sacrifier vos plaisirs, votre repos, votre santé même à la recherche de la vérité ; il n'en est pas un seul entre vous, hommes précieux à la patrie ! qui ne sache qu'il se trouve encore beaucoup de lacunes en médecine. Je crois que les découvertes que j'ai faites, et que je soumets à votre censure, peuvent beaucoup avancer l'art de guérir, et en rendre l'étude beaucoup plus facile. Analysez, je vous en conjure, mes principes ; votre probité m'est trop connue pour croire qu'aucune considération puisse vous engager à avilir mon ouvrage, s'il vous semble pouvoir être utile à l'espèce humaine.

Je suis bien éloigné d'implorer votre indulgence ; vôtre justice est tout ce que sollicite... Si vous pensez que ma méthode est pernicieuse, ne souffrez pas qu'il se glisse de nouvelles erreurs en médecine ; si au contraire elle vous paraît devoir être de quelque utilité ; je réclame votre protection au nom de l'humanité souffrante.

Quelques personnes pourront croire que mon ouvrage est plutôt un système, enfant d'une imagination en délire, qu'une méthode fondée sur l'expérience et la raison ; mais si ces personnes sont vraiement les amis de l'art, je ne leur demande d'autre grâce, avant de me juger, que d'essayer ma méthode dont l'usage n'a rien de dangereux. Lorsqu'elle sera dirigée par un Pilote habile, on conviendra, j'en suis sûr, et je l'avance sans ostentation, qu'elle peut être de quelque utilité.

Je mentirais à l'univers et à ma conscience, si j'osais avancer que j'ai dompté toutes les affections nerveuses qui ont été confiées à mes soins ; il en est qui étaient si profondèment enracinées qu'il m'a été impossible de les détruire. Je ne crains pourtant pas d'avancer, et l'expérience me justifiera, que tous les malades traités selon ma méthode, en ont éprouvé de bons effets.

J'ai défriché dé champ ; il est, sans doute, suscep-tible d'amélioration ; plus instruit ou plus heureux, un autre pourra, en marchant sur mes traces , perfectionner ce que je n'ai qu'ébauché ; j'espère néanmoins que les amis de l'humanité me sauront gré de mes travaux , et sur-tout de mes intentions ; c'est la seule recon-naissance que j'attende.

PRINCIPES
FONDAMENTAUX

DE la méthode de GUILLAUME PATAUD, *pour servir d'intro-duction à son ouvrage intitulé* ESSAI SUR LES AFFECTIONS NERVEUSES, *et bâsé d'après les nouvelles découvertes qu'il a faites sur l'excitabilité.*

1.er PRINCIPE.

LES solides et les fluides qui entrent dans la composition de l'animal, sont passifs par eux-mêmes ; et le corps de l'homme a besoin, non seulement pour se conserver, mais encore pour croître et se fortifier (de l'aveu de tous les philosophes), d'un principe connu sous le nom de *force vitale, principe moteur, fluide nerveux* ou *excitabilité.*

2.e

Le fluide de la vie est sécrété au cerveau,

et distribué à toutes les parties de l'animal vivant, par le moyen des nerfs qui lui servent de conducteurs.

3.ᵉ

Le principe de la vie est le seul agent sensible dans toute la nature ; il est de plus inattaquable, dans son essence, par tous les agens chimiques.

4.ᵉ

Le corps de l'homme n'a été formé que pour enchaîner le principe de la vie, et nous donner la conscience de notre existence.

5.ᵉ

La vie est un état d'existement continuel.

6.ᵉ

Nos sens tant internes qu'externes sont autant de moyens que nous a donnés la sage nature pour nous exciter, et entretenir l'équilibre.

7.ᵉ

De même que les substances combustibles ont besoin d'une étincelle pour brûler, de même aussi le fluide nerveux a besoin d'être excité pour produire les phénomènes de la vie.

8.ᶜ

Dès que l'excitement cesse, la matière qui forme l'édifice animal, se trouve livrée à ses propres forces d'attraction et d'affinité naturelles, ce qui produit bientôt la décomposition totale de ce bel ouvrage, *le corps de l'homme.*

9.ᶜ

Le principe de la vie peut être contenu en plus ou en moins dans l'économie animale ; et ce sont ces deux proportions qui rendent l'homme plus ou moins irritable.

10.ᶜ

Le froid, l'usage des débilitans, tant internes qu'externes, le défaut d'exercice, la privation de la lumière, un air impur, et contenant peu d'oxigène, le chagrin sont autant de causes qui diminuent l'excitèment, accumulent l'excitabilité, et rendent l'homme plus irritable.

11.ᶜ

La chaleur, la lumière, un air très-pur, l'usage des substances excitantes, l'exercice, les plaisirs, les travaux sont autant de causes stimulantes, qui, en augmentant l'énergie, diminuent la quantité d'excitabilité, et rendent les sujets moins irritables.

12.ᵉ

Le fluide de la vie peut se réfléchir sur des lieux d'élection.

13.ᵉ

C'est au détriment de quelques autres parties du corps, que l'excitabilité se réfléchit sur des organes particuliers.

14.ᵉ

Dans les lieux où agissent les forces existantes, là se dirige principalement l'afflux des humeurs limphatiques et la vitalité.

15.ᵉ

Exercer fortèment, et pendant long-temps, une partie quelconque, ou y appliquer des stimulus actifs et constans, sónt autant de causes excitantes qui dirigent sur cette partie la vitalité au détriment des autres parties du corps.

16.ᵉ

Le défaut d'exercice, de lumière, l'habitation dans les lieux humides, le froid extérieur, l'usage habituel d'alimens très-excitans, des liqueurs spiritüeuses sont autant de causes qui font prendre au principe de la vie une tendance particulière à se réfléchir sur l'estomac, tandis que les organes de locomotion deviennent de jour en jour plus faibles.

17.ᵉ

L'homme qui exerce fortèment et habituellement ses muscles, qui se nourrit de substances peu excitantes, qui ne boit que de l'eau, a les organes de locomotion forts et vigoureux, tandis que son estomac n'a que peu d'énergie.

18.ᵉ

L'usage habituel de liqueurs spiritueuses, ne peut être utile que pendant les grandes chaleurs de l'été, ou au commencement de l'automne.

19.ᵉ

Faire intérieurement un usage constant de substances froides, débilitantes pendant les grandes chaleurs de l'été, c'est se préparer des infirmités.

20.ᵉ

La chaleur de l'été, la lumière plus abondante, sont autant de causes qui dirigent l'afflux des humeurs, et la vitalité à la périphérie.

21.ᵉ

Pour entretenir pendant les temps très-chauds

l'équilibre entre les organes de locomotion et l'estomac, il faut employer des excitans intérieurement, et des débilitans à la surface du corps.

22.ᵉ

En hiver il ne faut prendre que des substances peu excitantes intérieurement, tandis qu'on stimulera la périphérie.

23.ᵉ

Pendant le froid, changement d'action : les jours plus courts, la lumière moins abondante sont autant de causes qui diminuent l'excitement à la périphérie, tandis que l'air plus oxigéné, l'usage qu'on fait dans cette saison de substances excitantes, dirigent *toute l'action* à l'intérieur.

24.ᵉ

En hiver on mange plus, on digère mieux qu'en été, quoiqu'on fasse moins de déperditions, ce qui est cause qu'aux approches du printemps tous les sujets sont dans un état pléthorique et très irritable.

25.ᵉ

La diète, les débilitans, quelques légers purgatifs sont d'une absolue nécessité au printemps.

26.ᵉ

Si les maladies gouteuses, rhumatismales, cattarales sont on ne peut plus communes dans les pays froids et humides, nous devons les attribuer au grand usage que font les habitans de ces contrées, des *substances* excitantes prises intérieurement.

27.ᵉ

Pour entretenir l'équilibre dans les pays froids et humides, il ne faut prendre intérieurement que des substances peu excitantes, tandis qu'on fortifiera la périphérie par le moyen de l'exercice, des frictions, du bain chaud, des vapeurs aromatiques ; les étuves sèches peuvent aussi y être de la plus grande utilité.

28.ᵉ

Toutes les fois que l'action de l'intérieur sera fortèment augmentée, et que l'énergie de la périphérie aura été sensiblement diminuée, depuis long-temps, sur-tout chez les gros mangeurs, il arrivera *embarras* dans les vaisseaux limphatiques.

29.ᵉ

En automne, sur-tout, après un été très-chaud,

qui a en conséquence occasionné de grandes déperditions d'excitabilité, si l'atmosphère devient tout-à-coup froid et humide, l'excitement doit diminuer *sensiblement*, et les humeurs dégénérer.

30.e

Pour prévenir les maladies d'automne, il faudra, lorsqu'on s'appercevra de la diminution sensible de l'excitement, le ramener par le moyen des remèdes excitans *internes* et *externes*, employés avec sagesse.

31.e

Les purgatifs doivent être employés avec beaucoup de réserve dans les maladies d'automne, encore, dans presque tous les cas, il faudra avoir recours aux fortifians après leur action.

32.e

Les émétiques sont très-souvent utiles en automne, pour ranimer l'action générale, et nétoyer les premières voies.

33.e

L'homme occupé de travaux pénibles, qui a soif, et qui sue beaucoup, ne se désaltérera point, et ne diminuera pas la quantité de

sueur

sueur qui découle de son corps en buvant de l'eau froide.

34.ᵉ

Uu petit verre d'eau de vie , pendant le travail , lorsque l'on a très-chaud , et que l'on sue beaucoup , divise l'action , la périphérie a moins d'énergie , la sueur diminue en même proportion que l'action des organes de la déglutition est plus augmentée par l'eau de vie , et que leurs vaisseaux exhalans laissent échaper plus de parties aqueuses qui appaisent la soif.

35.ᵉ

Les émétiques , les purgatifs , sur-tout les drastiques ne guérissent une infinité de maux de tête opiniâtres , qu'en changeant le mode d'action.

36.ᵉ

Les purgatifs sont souvent utiles dans une infinité de Péri-pneumonies , non seulement bilieuses mais encore inflammatoires.

37.ᵉ

Les bons effets des purgatifs dans les Péri-pneumonies , sont dus à ce qu'ils changent le

B

mode d'action ; en dirigeant l'afflux des humeurs lymphatiques sur les intestins. . . . . ; ils désemplissent aussi les vaisseaux.

38.ᵉ

Loin que les remèdes excitans, internes, qui ne sont point miscibles avec nos humeurs, fortifient toute l'économie animale, ils l'affaiblissent en même proportion qu'ils augmentent l'action de l'intérieur.

39.ᵉ

Si les excitans internes, actifs, accélérent la circulation, ce phénomème est dû à l'ébranlement qu'en éprouve principalement le nerf pneumo-gastrique ; ébranlement qui force le cœur à se contracter plus fréquemment, et avec plus de force.

40.ᵉ

Quoique la circulation soit un peu accélérée par les excitans internes , il ne s'en suit pas moins que la vitalité est presque toute dirigée sur les parties internes , ce qui affaiblit essentiellement la périphérie.

41ᵉ

Tant que l'estomac est occupé de la dissolution des alimens, sur-tout si on a beaucoup mangé, la périphérie est presque sans action; on y a souvent des frissons, tandis que toute l'énergie se porte sur le principal organe digestif.

42.^e

Ce n'est qu'après la dissolution des alimens, et lorsque le chyle est porté dans le torrent de la circulation, qu'il se fait de nouvelles combinaisons, que l'action de la périphérie est augmentée.

43.^e

Tant que l'estomac est occupé de la dissolution des alimens, le repos seul est nécessaire pour ne pas le troubler dans son travail.

44.^e

La vieille maxime qui prescrit le feu ou l'exercice après le repas, est dangereuse, et opposée aux intentions de la nature.

45.^e

L'exercice convient après le repas, lorsque la dissolution des alimens est faite, et que le chyle se mêle avec nos humeurs.

46.ᵉ

Tout tremble, tout frémit, tout palpite dans l'économie animale.

47.ᵉ

Il n'est point de filet nerveux aussi délié qu'il puisse être, qui ne soit accompagné, dans son trajet, par plusieurs ramuscules sanguins, artériels, véneux et lymphatiques, sans compter ceux qui le coupent dans sa longueur. Tous ces vaisseaux sont autant de moyens dont se sert la sage nature, pour entretenir un excitement constant.

48.ᵉ

L'oxigène absorbé par le poumon dans l'inspiration, est la principale clef qui sert à monter continuellement les ressorts de la vie.

49.ᵉ

Sans l'oxigène, tous les autres moyens d'excitement naturel ou artificiel, sont insuffisans, et l'excitement cesse.

50.ᵉ

Dès que l'oxigène est en contact avec le poumon, il l'excite......; les vaisseaux absorbans de cet organe se chargent de ce principe acidifiant; ils le portent dans les artères où il se mêle, se dissout, en quelque sorte, dans le sang; des artères, l'air vital passe dans les veines, où il occide en quelque sorte le carboune. Ces différentes opérations produisent un dégagement de calorique continuel, d'où naît un excitement plus ou moins fort, mais toujours renaissant tant que l'animal respire.

51.e

La santé dépend de l'équilibre qui existe entre les solides et le principe de la vie, le vice des fluides étant toujours sécondaire.

52.e

Tant que le sang est en circulation, il ne peut presque point dégénérer.

53e.

La découverte de la circulation lymphatique est bien plus intéressante pour le médecin que la sanguine.

54.e

Dès qu'il y a perte sensible d'équilibre, sur-tout depuis quelque temps, les fluides lymphatiques ont plus ou moins dégénéré.

B 3

55.^e

On ne peut corriger le vice des fluides qu'en rétablissant l'équilibre entre les solides et le principe de la vie.

56.^e

Les purgatifs employés tous les jours ne viendront jamais à boût de rapprocher les affinités naturelles.

57.^e

Les purgatifs sont des débilitans , puisque tous ont la propriété de désemplir les vaisseaux.

58.^e

Il est souvent très-avantageux de combattre une irritation , qui peut devenir très-dangereuse par l'irritation factice de quelque partie éloignée.

59.^e

Les bains de pieds très-chauds ne font cesser les migraines spasmodiques qu'en changeant le mode d'action.

60.^e

Lorsqu'on combat une irritation dangereuse par l'irritation avantageuse de quelque partie éloignée, il faut avoir soin d'employer des débilitans sur le lieu primitivement irrité.

61.ᵉ

La convulsion est la contraction forcée et involontaire d'un ou de plusieurs muscles.

62.ᵉ

L'explosion violente de l'excitabilité sur les organes de locomotion, donne naissance aux convulsions.

63.ᵉ

Pendant les convulsions, les fibres se roidissent, se racourcissent en quelque sorte ; elles étranglent une infinité de ramuscules vasculaires tant sanguins que lymphatiques.

64.ᵉ

Si on emploie des excitans pendant un accès convulsif, on en hâte la fin.

65.ᵉ

Les excitans employés pendant les convulsions, augmentent les symptômes, en ébranlant plus fortement l'excitabilité, ébranlement qui lui fait faire de plus grandes et plus promptes déperditions; ce qui peut devenir très-dangereux.

66.ᵉ

Les débilitans sont les seuls remèdes qui conviennent pendant un accès convulsif général ; eux-seuls ont la propriété de faire cesser l'excitement, en calmant l'irruption de l'excitabilité.

67.ᵉ

Tous les hommes sont liés ensemble par le moyen de l'excitabilité qu'ils se communiquent réciproquement.

68.ᵉ

Il existe une sympathie si forte entre certains êtres, qu'ils ne peuvent s'éloigner réciproquement, sans éprouver une perte d'équilibre plus ou moins considérable.

69.ᵉ

La sympathie dépend 1.º du degré de sensibilité de deux êtres, 2.º de leurs forces absorbantes externes, 3.º de la manière dont l'atmosphère de l'un agit sur la périphérie du corps de l'autre, 4.º du doux ébranlement qu'éprouve la rétine lorsqu'on fixe l'objet aimé, 5.º le son de voix qui ébranle l'air agréablement pour celui qui aime, 6.º la ressemblance dans les goûts , la manière d'être , 7.º dans le charme qu'éprouve l'ami en entendant raisonner son ami, 8.º le toucher, la couleur de la peau, sa finesse ou sa rigidité, la couleur des cheveux, les formes du corps ne sont pas des choses indifférentes pour exciter agréablement.

70.ᵉ

Les êtres de même espèce, mais de sexes différens , ont entr'eux une sympathie qui leur est propre , sympathie qui dépend de leur sensibilité respective et de leurs forces absorbantes.

71.ᵉ

Deux êtres qui sont en harmonie, s'excitent et se fortifient réciproquement.

72.ᵉ

L'antipathie est le produit des causes opposées à la sympathie.

73.ᶜ

Un vieillard , en couchant avec une jeune personne , en est fortifié ; il lui enlève son calorique ; la peau aride du vieil époux est assouplie par la transpiration de la jeune épouse.

74.ᵉ

Une jeune personne n'a à gagner que des infirmités , en communiquant avec un vieillard.

75°.

Le principe de la vie existe pendant long-temps dans les nerfs, après la mort, sur-tout des personnes qui ont péri d'hémorragie.

76.ᵉ

Vingt-quatre heures plus ou moins après la cessation de l'excitement, le cadavre n'ayant plus les propriétés réquises pour enchaîner le principe de la vie, celui-ci obéit aux forces absorbantes des corps animés qui l'entourent; ceux-ci s'approprient l'excitabilité, c'est à cette époque que le cadavre n'est plus irritable.

77.ᵉ

Moins il y aura de forces absorbantes qui s'approprient le fluide de la vie du corps où l'excitement a cessé, plus ces forces seront en outre éloignées et faibles, plus long-temps aussi le corps inanimé sera irritable.

78.ᵉ

C'est une erreur de croire que les personnes qu'on décapite ne souffrent plus aussitôt que la tête est séparée du tronc.

79.ᵉ

Tant que les fibres palpitent, tant que les

vaisseaux réagissent sur le liquide qu'ils contiennent, le malheureux guillotiné a la conscience de son existence.

80.e

La mémoire est une sensation prolongée.

81.e

Tout ce qui exitera l'organe encéphalique,
à-peu-près de la même manière que l'aura fait
une chose que nous avons déjà vue ou sue,
nous donnera le ressouvenir de cette chose;
mais il faut en outre, pour que la réminiscence
aie lieu, que l'excitabilité soit contenue à-peu-
près en même quantité qu'elle l'était lorsque
la première sensation que nous avons éprouvée,
nous a représenté l'image de la chose dont nous
nous rappellons.

82.e

Le travail de l'esprit est l'aliment du cerveau.

83.e

Pour avoir de la mémoire il faut l'exercer.

84.e

L'homme qui occupera fortèment et continuellement ses muscles, n'aura que très-peu
de mémoire.

85.ᵉ

L'homme en état d'ivresse ne se ressouvient point, ou il ne se rappele que très-confusèment, le lendemain de sa débauche, les sensations qu'il a éprouvées la veille. . . . . . . Ce phénomène est dû à ce que, pendant l'ivresse, il n'était que très-peu irritable, et que les stimulus ordinaires n'ont pu l'ébranler que très-faiblement.

86.ᵉ

La mémoire dépend tellement de notre organisation physique, qu'à mesure que nous vieillissons, que les fibres du cerveau perdant de leur élasticité, deviennent plus roides, la mémoire se perd. . . . . . En changeant fortèment le mode d'action par l'usage des liqueurs, ou de tout autre stimulus très-actif et constant, on affaiblira la mémoire.

87.ᵉ

Le Poëte qui, dans son enthousiasme poétique, se rappele tout ce qu'il a vu et su, ne s'en ressouvient que parce que, dans un seul instant, tout son principe de la vie se réfléchit fortèment au cerveau, que toutes les fibres en sont ébranlées, de manière à lui donner l'idée de tout ce qu'il a vu ou su.

88.ᵉ

L'homme de génie est celui qui a le plus d'ébranlemens composés au cerveau. Ces ébranlemens sont le produit de plusieurs sensations prolongées, répétées avec plus de force.

89.ᵉ

Le grand et habituel usage du tabac, des liqueurs spiritueuses, détruit insensiblement la mémoire en changeant le mode d'action.

90.ᵉ

Il est des affections nerveuses de mémoire, c'est-à-dire, que lorsqu'une cause accidentelle et inattendue aura déterminé un accès nerveux quelconque, si l'excitabilité se trouve contenue en même proportion qu'elle l'était la première fois, lorsqu'une force excitante quelconque viendra ébranler l'individu, à-peu-près de la même manière qu'il l'a été lorsqu'il a éprouvé le premier accès nerveux, cet accès doit reparaître. . . . . L'idée d'une affection nerveuse dont le principal siège a été au cerveau, peut ramener un nouvel accès, en dirigeant l'excitabilité sur l'organe encéphalique, en l'ébranlant à-peu-près de la même manière que dans les accès antérieurs.

91.ᵉ

De même qu'une main habile et industrieuse dirige à son gré les innombrables rameaux d'un jeune arbrisseau, de même un homme instruit pourra diriger presque à son gré les forces physiques et morales d'un enfant.

92.ᵉ

L'animal solitaire ne fait que végéter; quiconque se sépare de la circulation générale s'affaiblit.

93.ᵉ

Les personnes cloîtrées, surabondant presque toujours en excitabilité, n'étant ébranlées que par quelques stimulus, sont plus susceptibles de grandes passions que celles qui vivent dans le grand-monde, et qui sont constament excitées par mille forces stimulantes différentes.

94.ᵉ

Les enfans surabondent en excitabilité.

95.ᵉ

La sage nature a enduit de substances visqueuses, muqueuses tous les organes des enfans, afin qu'ils ne fussent pas trop ébranlés par l'action des différentes forces stimulantes qui les entourent.

96.ᵉ

Les enfans ont une très-grande force digestive, ce qui leur est nécessaire pour croître et se fortifier.

97.ᵉ

Les enfans doivent toujours avoir la liberté de mouvoir leurs petits membres, si l'on veut que l'excitabilité se réfléchisse sur les organes de *locomotion*, afin de les fortifier.

98.ᵉ

L'usage habituel du bain froid est essentiellement nuisible aux enfans ; il refoule l'excitabilité, enlève le calorique, diminue l'excitement, épaissit les humeurs, produit des convulsions.

99.ᵉ

Toutes les liqueurs spiritueuses sont nuisibles aux enfans ; les bains de rivière leur conviennent pendant les grandes chaleurs de l'été.

100.ᵉ

Les mères doivent souvent, et principalement

dans les temps froids , rechauffer leurs enfans dans leurs bras bienfaisans. L'atmosphère d'une mère bien-portante est pour son nourrisson une rosée salutaire qui le vivifie et le fortifie.

101.ᵉ

On peut rendre presque tous les enfans propres à toutes les sciences et à tous les arts, si un homme habile sait diriger convenablement leur excitabilité.

102.ᵉ

Aussi-tôt qu'une femme a conçu , le mode d'action change chez elle ; les divers rézeaux s'ouvrent ; l'afflux des humeurs et de la vitalité se dirigent vers l'utérus.

103.ᵉ

La grossesse occasionne un changement plus ou moins marqué , non seulement dans le physique, mais encore dans le moral des femmes.

104.ᵉ

Les trois premiers mois de la gestation , presque toutes les femmes sont dans un état plus ou moins plétorique.

105ᵉ

Il y a une infinité d'avortemens qui arrivent

à

à cette époque, et qui sont le résultat de la Plétore.

106.ᵉ

La sage et prévoyante nature n'a pas assujéti les femmes à une évacuation périodique par la vulve, pour leur donner une incommodité de plus.

107.ᵉ

Les femmes n'ont été soumises à une évacuation sanguine qu'afin qu'elles puissent nourrir l'embrion, et par suite, le fétus du superflu de leur sang.

108.ᵉ

Plus l'embrion se rapprochera du moment de sa formation, moins il empruntera réellement à sa mère.

109.ᵉ

Si les trois premiers mois de la gestation, la mère fait autant de sang que de coutume, qu'il n'y ait point d'évacuation, et si l'embrion n'emprunte que peu, la femme doit être dans un état plétorique.

110.ᵉ

Les meilleurs moyens de combattre la plétore,

C

dans le commencement de la grossesse , sont la saignée ou le régime.

IIIe

Il arrive le plus souvent que la nature jalouse d'achever son ouvrage, remédie à la pléҫore , en ôtant aux femmes , les premiers mois de leur grossesse, toute appétence pour les alimens solides.

I I 2.^e

Les vomissemens auxquels sont assujéties une infinité de femmes grosses , pourvu néanmoins qu'ils ne soient pas excessifs , leur sont utiles , parce qu'ils désemplissent les vaisseaux.

I 1 3.^e

Les rézeaux s'ouvrent insensiblement chez la femme qui est dans l'état de gestation ; 1.º pour que les vaisseaux lymphatiques puissent se charger insensiblement de la matière qui doit former le lait ; 2.º afin que les humeurs soient moins visqueuses , moins élaborées, et qu'elles se rapprochent plus de la nature de l'enfant.

I 14.^e

Les femmes ont une force concentrique,

force absorbante plus considérable que les hommes, c'est-à-dire, qu'elles extrayent des alimens plus de principes nourriciers que nous, et qu'elles puisent en outre plus dans l'atmosphère.

115.ᵉ

Les femmes qui ont beaucoup souffert dans un accouchement, doivent être excitées.

116.ᵉ

L'usage des débilitans, après un accouchement laborieux, conduit le plus souvent avec lui les embarras du bâs-ventre, les épanche-chemens, la gangrène et la mort.

117.ᵉ

Pendant la grossesse, les vaisseaux du bâs-ventre ont été de plus en plus comprimés par les eaux de *lamnios*, le placenta, le volume de l'enfant, les muscles du bâs-ventre ont été allongés.

118.ᵉ

Après l'accouchement, les liquides se précipitent avec force dans les vaisseaux dont l'ouverture était auparavant considérablement rétrécie.

119.ᵉ

La femme, après un accouchement laborieux,
n'étant que très-peu irritable, les vaisseaux
et les muscles du bâs-ventre n'exercent qu'une
action très-faible sur le liquide engagé : le sang
et les autres humeurs sont en stagnation, si
des excitans employés avec sagesse ne vien-
nent·ranimer l'action du bâs-ventre.

120.ᵉ

Les inflammations du bâs-ventre, après les
accouchemens laborieux, ne sont que secon-
daires ; elles sont le produit de l'engagement
des vaisseaux, du défaut d'excitement qui a
permis à l'excitabilité de se réacumuler.

121.ᵉ

L'excitabilité étant réacumulée après un accouchement, l'engagement des vaisseaux agit
comme un violent stimulus.

122.ᵉ

L'usage des excitans internes est en général
préjudiciable aux femmes grosses ; l'exercice,
les plaisirs, une vie reglée, des alimens qui
ne soient pas trop excitans, sont les meilleurs
médicamens dont elles puissent faire usage.

123.ᵉ

Tous les spasmodiques ne sont que des expoliateurs de l'excitabilité.

124.ᵉ

Si les humeurs sont contenues en trop grande ou trop petite quantité, l'excitement diminue.

125.ᵉ

L'opium agit sur l'économie animale, en l'excitant fortèment.

126.ᵉ

L'opium pris intérieurement relève l'énergie de l'estomac, en dirigeant l'excitabilité sur cet organe ; il accélère la circulation, et diminue sensiblement l'action du cerveau, en rendant cet organe moins irritable, ce qui est cause que le sang qui est poussé avec assez de force par les carotides, n'éprouvant qu'une réaction très-faible de la part de l'organe encéphalique, s'y engage ; d'où résulte une douce compression qui mène avec elle le sommeil.

127.ᵉ

A mesure que les solides s'affaiblissent, surtout chez les jeunes sujets, le principe de la vie s'accumule.

C i

128.^e

On transpire plus en été qu'en hyver quoiqu'en disent quelques Chimistes modernes.

129.^e

Avant une opération majeure qu'on fait surtout dans un temps d'élection , on se trouvera presque toujours bien de diminuer la trop grande quantité d'excitabilité.

130e.

L'homme qui souffre de violentes douleurs dans une partie quelconque , diminue la première douleur en contractant tous ses muscles , en se pinçant et se tordant les doigts ; par ce moyen il force l'excitabilité à se réfléchir avec assez de force sur plusieurs lieux à la fois.

131.^e

Après une opération majeure , il y a toujours perte considérable d'excitabilité ; les excitans sont , à cette époque , d'une absolue nécessité ; les débilitans sont toujours dangereux , à moins que , même après l'opération , l'excitement ne soit trop considérable , ce qui arrive fort rarement.

132.e

Ce n'est qu'insensiblement, et par gradation, qu'on doit exciter un corps très-irritable.

133.e

A la suite d'une grande évacuation, s'il arrive faiblesse, il faudra employer des excitans externes et internes d'autant plus actifs que la faiblesse sera plus considérable.

134.e

Il arrive souvent à des personnes nerveuses de se sentir très-agitées cinq ou six heures après avoir pris du café. Ce phénomène est dû à ce que le café ayant dirigé toute l'action à l'intérieur, la transpiration a été supprimée à la périphérie, suppression qui a arrêté la matière de la chaleur sous l'épiderme : accumulation de calorique qui agit comme un excitant très-actif, lorsque le café a cessé d'agir depuis quelque temps sur l'estomac, et qui donne naissance aux agitations, aux picotemens que beaucoup de personnes éprouvent à l'époque que j'ai déjà indiquée.

135.e

L'impression que font tous les objets extérieurs sur nos sens, nous donne des sensations.

136.ᵉ

Le cerveau est averti de toutes les impres-
sions que nous éprouvons , parce que cet organe
étant le reservoir du principe de la vie , aucun
des différens canaux par lesquels le fluide nerveux est porté aux diverses parties du corps ,
ne peut laisser échaper une quantité d'excitabilité si légère qu'elle puisse être , sans qu'elle
ne soit remplacée au même instant par une égale
quantité qui découle du cerveau , ce qui occasionne nécessairement un déplacement d'excitabilité depuis le nerf ébranlé jusqu'au cerveau.

PRÉNOTIONS.

TANT que les médecins ont méconnu la manière d'agir du principe de la vie sur l'économie animale, ils n'ont pu être conduits dans le traitement des affections nerveuses que par une pratique malheureusement trop incertaine.

Parmi le petit nombre d'auteurs qui ont parlé du traitement des affections nerveuses, il n'en est pas un seul qui nous ait dit un mot sur la nature de ces cruelles infirmités.

Lorsque la cause d'une maladie est inconnue, la marche du médecin ne peut être que vacillante, et mal assurée. Le philosophe ne doit voir alors dans la médecine qu'une science conjecturale, dont les principes sont on ne peut plus incertains, et même quelque-fois opposés entr'eux ; c'est ce qu'on remarque en effet dans tous les livres qui traitent des affections nerveuses ; les uns ne prescrivent, dans tous les cas, et à toutes les époques de ces maladies, que des débilitans : leurs antagonistes ne se lassent jamais de préconiser les excitans les plus actifs.

Les partisans des deux systêmes opposés, dont il est ici question, ont pu, dans quelques circonstances, voir leur pratique couronnée de quelques succès heureux........ Mais, sans attaquer la mémoire des médecins partisans de tel ou tel autre systême, je ne crains point d'avancer que leur pratique qui n'était point bâsée sur une exacte connaissance de la nature des affections nerveuses, a été plus funeste qu'utile à l'humanité.

Les maladies nerveuses doivent être divisée en trois grandes classes : je placerai dans la première les affections nerveuses, suite de fai blesse directe ; la seconde renfermera celle qui sont le produit de la faiblesse indirecte Les maladies nerveuses mixtes se trouveron dans la troisième.

J'appelle affections nerveuses générales, suit de faiblesse directe, ces espèces de maladie de nerfs, dans lesquelles les organes de loco motion empruntent peu à l'*excitabilité*, qu surcharge bientôt tous les nerfs, ce qui es cause que la plus légère force excitante suffit à cette époque pour occasionner une explosion violente du principe de la vie, d'où résulte un excitement général, suivi le plus souvent de convulsions universelles.

Après un violent accès d'affection nerveuse générale, suite de faiblesse directe, il y a toujours perte considérable du principe de la vie, ce qui fait que les malades se trouvent, après l'accès, dans un état d'inertie et d'insensibilité générale, qui force le plus souvent le médecin à avoir recours, malgré la grande perte d'excitabilité, à des excitans tant internes qu'externes, pour pouvoir entretenir la flamme de la vie.

Le retour d'un paroxisme nerveux général, suite de faiblesse directe, est dû à la réacumulation du fluide nerveux. Ce principe est si vrai qu'on peut éloigner, à son gré, un accès nerveux quelconque, si l'on sait diminuer la quantité d'excitabilité, et changer le mode d'action.

Dans le traitement des affections nerveuses générales, suite de faiblesse directe, tous les soins du médecin doivent tendre à rétablir l'équilibre entre les organes de locomotion et le principe de la vie. Qu'on ne pense pourtant pas que c'est tout d'un coup qu'on peut obtenir ce but difficile (mais presque toujours assuré lorsque les malades seront confiés aux soins d'un médecin philosophe) ; ce n'est qu'insensiblement qu'on fortifie un corps débilité.

Les débilitans , les assouplissans qu'employait l'illustre POME contre toutes les affections nerveuses , et à toutes les époques de ces maladies , étaient utiles dans beaucoup de circonstances.

Il n'est point de phisiologiste qui , après *Debordeux* , n'ait observé que tout tremble , tout frémit , tout palpite dans l'économie animale , et qui ne sache en outre que tous ces phénomènes sont dus aux innombrables vaisseaux qui entrent dans la composition de l'animal vivant , qui , par leur action continuelle , entretiennent un excitement toujours renaissant.

Si , après une longue série d'accès nerveux , ou par toute autre cause , la circulation se trouve rétrécie par l'obstruction , le desséchement , l'étranglement d'une infinité de ramuscules sanguins et lymphatiques, l'excitement diminue, l'excitabilité s'accumule d'autant plus facilement que les solides, et par suite, les fluides exercent une moindre action sur elle. Pour rétablir l'équilibre dans le cas dont il s'agit, il faut commencer par le moyen des humectans, des assouplissans, d'agrandir la circulation, d'ouvrir les divers rézeaux; mais ce n'est pas encore tout, pour fortifier un corps qui a été en quelque sorte desséché, il faut le nourrir, mais avec la plus grande prudence, c'est-à-dire, qu'on doit, sur-tout dans le commencement, ne donner au malade, dans le même repas, que des petites quantités de bons alimens, qu'on répétera plusieurs fois dans le jour, et même pendant la nuit, si le cas l'exige. Il faut de plus observer de faire prendre de plus grandes quantités de nourriture, à mesure que le malade se fortifiera, et que la circulation se fera d'une manière plus étendue. Dans plusieurs affections nerveuses de cette classe, je me suis bien trouvé de mettre mes malades à l'usage du lait de femme, pris par la lactation.

Quoique j'aye dit que dans les affections nerveuses générales, suite de faiblesse directe, où il y avait racornissement, desséchement, rétrécissement de la circulation, les principaux soins du médecin doivent tendre à assouplir les divers rézeaux, et à agrandir la circulation par le moyen des débilitans et assouplissans, cependant il est beaucoup de cas dans lesquels le médecin devra unir les excitans, et sur-tout les externes, aux débilitans et assouplissans, car, sans cette précaution, les accès pourraient devenir plus fréquens et plus violens.

Lorsque, dans une affection nerveuse générale, suite de faiblesse directe, où il y avait racornissement, on a agrandi la circulation, et ouvert les divers rézeaux, ce serait une erreur impardonnable que de vouloir continuer les débilitans, si ce n'est dans quelques cas particuliers, car alors ces remèdes ne feraient qu'occasionner une plus grande accumulation d'excitabilité, qui ramenerait bientôt des symptômes plus fâcheux que les premiers.

Pour parer aux inconvéniens dont il est ici question, il faut bien se garder de continuer la méthode de POME (que j'ai corrigée en associant aux débilitans les fortifians, et sur-tout les externes) ; lorsqu'on a assoupli, elle serait dangereuse . . . . ; il faut, au contraire, à cette époque, fortifier par gradations toute l'économie animale par le moyen des excitans internes, et sur-tout par les externes, sans oublier de nourrir avec sagesse les malades.

Par les moyens simples que je viens d'indiquer, et que je dévelope d'une manière très-étendue dans ma méthode, j'ai presque toujours triomphé des affections nerveuses les plus invétérées.

Il est cependant des circonstances dans les affections nerveuses générales, suite de faiblesse directe, où lorsqu'on croit avoir fortifié toute l'économie animale, par le moyen de ma méthode employée avec toute la sagesse possible, on observe néanmoins quelque fois que le fluide de la vie conserve une tendance particulière à se réfléchir sur un lieu d'élection ; dans pareille occurrence on employera des débilitans sur la partie où se réfléchit particulièrement le principe de la vie, en ayant soin d'exciter fortèment et graduellement les autres parties du corps. C'est dans ce cas que le calorique communiqué médiatement et immédiatement peut

être très-utile. J'ai retiré dans de pareilles circonstances un grand avantage de l'électricité
communiquée et bornée aux extrémités supérieures et inférieures, lorsque ce n'était pas sur
ces endroits que se réfléchissait, par prédilec-
tion, le principe de la vie.

Dans les affections nerveuses générales et
récentes, suite de faiblesse directe, lorsqu'il n'y
a point desséchement, il ne s'agit alors que de
savoir fortifier toute l'économie animale.

J'observerai cependant qu'il est une infinité
de cas dans ces maladies, où le principe de la
vie a la plus grande tendance à se réfléchir particulièrement sur la poitrine, le bas-ventre ; dans
un cas semblable on aura recours aux débilitans
intérieurement, tandis qu'on emploîra des
excitans à la périphérie, jusqu'à ce qu'on ait
rétabli l'équilibre.

Les personnes atteintes d'affection nerveuses
générales, suite de faiblesse directe, qui sont
plétoriques, grasses, ayant les fibres muscu-
laires, séparées les unes des autres par un tissu
cellulaire graisseux, très-abondant, doivent être
traitées d'une manière particulière. De semblables

bles sujets ont la plus grande énergie à l'estomac, tandis que la périphérie est presque sans action. Pour rétablir l'équilibre dans de pareilles conjectures, il faut diminuer l'énergie de l'estomac, en ne donnant au malade que des alimens peu excitans, et qui ne contiennent que peu de principes nutritifs ; leur boisson ordinaire sera de l'eau pure, du petit-lait, ou toutes autres liqueurs semblables : je crois pourtant devoir avertir que le vieil adage qui dit que *l'habitude est une seconde nature*, est vrai dans la circonstance présente ; en conséquence il serait dangereux de changer tout-d'un-coup la manière de vivre des personnes nerveuses, grasses et plétoriques ; ce n'est qu'insensiblement que doit s'opérer ce grand changement.

La saignée peut être très-utile aux sujets nerveux plétoriques ; je pense néanmoins qu'on peut s'en passer, attendu qu'en diminuant la quantité des alimens, et en augmentant l'action de la périphérie, on diminuera insensiblement la plétore.

Quoique je dise que les excitans sont les seuls remèdes qu'on doive employer à l'extérieur

D

chez les personnes grasses, atteintes d'affections nerveuses générales, suite de faiblesse directe ; ceci doit avoir néanmoins des bornes, il serait on ne peut plus dangereux de porter toute l'action à la périphérie au détriment de l'estomac ; en conséquence, lorsque le médecin s'appercevra que l'estomac n'a que très-peu d'énergie, il devra alors avoir recours aux excitans internes jusqu'à ce qu'il ait rétabli l'équilibre entre l'estomac et les organes de locomotion.

Dans des Prénotions, je pourrais me dispenser de citer des observations, attendu qu'on en trouvera de toutes les classes et de toutes les espèces dans ma méthode ; cependant, comme je sais que la plus sublime théorie ne frape pas comme les exemples, je pense que mes lecteurs me sauront gré de leur en rapporter quelques-uns.

PREMIÈRE OBSERVATION.

AFFECTION nerveuse générale, suite de faiblesse directe.

IL y a près de deux ans que je fus appelé, à Paris, Faux-Bourg Antoine, pour donner des soins à un Citoyen, âgé de 32 ans, atteint d'épilepsie depuis sa douzième année.

Ce malheureux Jeune-homme, dès l'âge de dix ans jusqu'à celui de douze, fut atteint de beaucoup d'accès convulsifs que l'on crut être occasionnés par des vers : les saignées, les purgatifs, les anti-vermineux, les toniques les plus vantés furent employés pendant deux ans; mais loin que le malade en ressentit aucun bon effet, c'est qu'au contraire cet infortuné fut atteint, dès sa douzième année, de vrais accès épileptiques....... Alors le médecin de recourir de nouveau aux saignées, aux purgatifs, aux vermifuges ainsi qu'aux toniques les plus puissans, mais tout fut inutile; les accès épileptiques qui, la première année, ne paraissaient que tous les mois, se montrèrent tous les quinze ou vingt jours, la seconde. Ce fut à cette époque que le médecin de la maison fut changé, et qu'on appela les hommes les plus célébres de la Province dans l'art de guérir ; mais comme ils suivirent tous la marche qui avait été ouverte par le premier officier de santé qui avait vu le malade, leurs succès furent les mêmes ; et cet infortuné épileptique, après avoir couru tous les médecins, parvînt à sa vingt-quatrième année, portant avec lui l'affreux désespoir de voir tous les jours empirer sa maladie.

Ce fut à cette époque (qui se trouve au commencement de la Révolution) que les parens de ce malheureux, qui était du département du Pui-de-Dôme, se déterminèrent à le conduire à Paris. Arrivés dans cette capitale, ils sollicitèrent, pour leur fils, les secours d'un Charlatan mercenaire, qui gorgea, pendant deux ans ce Jeune-homme, de mille drogues excitantes, prises intérieurement, lesquelles multiplièrent tellement les accès que les paroxismes épileptiques, qui n'avaient jamais paru que tous les quinze jours, se rapprochèrent au point que lorsque cet avorton d'Esculape avoua son insuffisance , notre infortuné Jeune-homme était atteint d'un et quelque fois de deux accès épileptiques de jour à autre. Un médecin de Paris , connu par son rare mérite et sa longue pratique , consulté à cette époque au sujet de cet infortuné , déclara qu'il regardait le mal comme incurable , et qu'il ne voulait point se charger d'une semblable maladie. . . . ; cependant cédant aux instances de la mère de notre épileptique , il promit de le voir tous les huit jours ; il tint parole pendant plusieurs années , et s'il n'eut pas l'avantage de soulager sensiblement le malade , il eut au moins celui d'empêcher la maladie de faire des progrès ; car , lorsque le hazard fit que je me chargeai du soin de diriger la santé de cet épileptique , les accès ne se répétaient que de jour à autre , encore étaient-ils moins violens et un peu moins longs qu'il ne l'étaient lorsque le *médicastre* que j'ai cité plus haut avoua son ignorance.

En examinant attentivement ce malheureux Jeune-homme qui implorait mes secours , et qui , les larmes aux yeux , tâchait d'émouvoir ma sensibilité , pour me faire surmonter les craintes que j'avais de ne pas triompher de sa maladie, je remarquai que sa peau couleur d'olive était sèche, aride, presque sans action, ses yeux presque éteints, les extrémités maigres, desséchées, son pouls faible, petit, intermittent, et le plus souvent très-vîte ; toute la périphérie de son corps était froide, et particulièrement les extrémités. Les parens de ce malheureux me dirent que son estomac était le seul organe qui eût conservé sa première énergie, car cet infortuné épileptique prenait beaucoup d'alimens, même de difficile digestion sans en éprouver le plus léger inconvénient...; ils me dirent de plus que les paroxismes épileptiques reparaissaient presque constament de jour à autre, que la convulsion durait à-peu-près une minute, et l'assoupissement un gros quart d'heure.

D'après l'état présent des choses, et en me rappelant ce qu'on m'avait dit sur le commencement de cette maladie, ses progrès, le traitement qu'on avait employé jusqu'à ce jour, il ne me fut pas difficile de me faire ce raisonnement simple qui était fondé sur la nature.

Presque tous les enfans, jusqu'à l'âge de puberté, surabondent en excitabilité. La présence des vers dans les intestins peut, chez un sujet très-irritable, être un stimulus assez actif pour occasionner l'explosion de l'excitabilité, et produire des convulsions.

C'est ce qui arriva en effet chez l'individu qui fait le sujet de cette observation. Les fréquentes et copieuses saignées qu'on fit après les convulsions, ainsi que les purgatifs, ne servirent qu'à désemplir les vaisseaux, à diminuer l'excitement, et à permettre à l'excitabilité de se réacumuler plus facilement. Les toniques internes, ainsi que les vermifuges purent, pendant quelque temps, en augmentant l'énergie de l'estomac, occasionner une perte d'excitabilité assez considérable pour retarder, pendant quelque temps, les accès convulsifs ; mais ces moyens qui semblaient corriger le mal qui devait résulter des débilitans employés dans pareille circonstance, ne faisaient que le pallier pour quelque temps, en augmentant la cause de la maladie, puisqu'il est de la plus grande vérité en médecine, que l'usage constant des fortifians internes dirige l'action sur l'organe gastrique, au détriment des muscles qui deviennent de jour en jour plus faibles.

Pour que le médecin eût pu empêcher un second accès convulsif de reparaître, il aurait fallu qu'il eût augmenté l'action des excitans internes, à mesure que les organes de locomotion devenaient plus faibles.

(Ce qui aurait été on ne peut plus dangereux, mais qu'il est absolument nécessaire que je dise pour être entendu), ce qu'il ne fit pas, ayant de plus la mal-adresse d'employer des saignées, des purgatifs pendant l'usage des excitans internes, erreurs de tous les genres, qui permirent à l'excitabilité de se réacumuler, réacumulation qui mena bientôt un nouvel accès convulsif, accès que la même erreur fit suivre de beaucoup d'autres qui dégénérerent enfin en épilepsie, lorsque les organes de locomotion se furent grandement affaiblis.

Les mêmes erreurs qui avaient fait dégénérer les convulsions en épilepsie, rapprochèrent les paroxismes épileptiques, et les rendirent plus violens à mesure que l'énergie de la périphérie diminuait de plus en plus.

Il ne paraîtra pas surprenant aux gens qui savent observer que l'action de la périphérie diminue de jour en jour, puisque chaque accès convulsif ou épileptique contribuait à rétrécir la circulation, en desséchant et raccornissant une infinité de ramuscules sanguins ou lymphatiques de toute espèce, ce qui diminuait l'excitement. Les médicamens excitans, employés sans aucune réserve, étaient la cause secondaire qui enlevait insensiblement une partie de l'énergie de la périphérie, en la dirigeant sur l'estomac.

D'après l'exposé succint que je viens de faire de l'état de ce malheureux épileptique ; ouvrir les rézeaux, agrandir la circulation, fortifier toute l'économie, ôter au principe de la vie, en rétablissant l'équilibre, la tendance qu'il avait à se réfléchir au cerveau et sur l'organe gastrique, était tout ce que j'avais à faire. En conséquence, j'ordonnai les bains chauds qui avaient le double avantage de diviser l'action à la périphérie, et d'assouplir les divers rézeaux ; des frictions répétées chaque jour, toutes les quatre heures, sécondaient mes efforts pour assouplir les rézeaux, agrandir la circulation, et diriger l'action à la périphérie ; j'aurais dû, dès le commencement, employer des débilitans à l'intérieur ; mais, comme le malade était ha-

bitué à des alimens très-excitans, et que, depuis
long-temps, il était dans l'usage de prendre de
l'eau-de-vie, et de boire d'assez grandes quantités de vin, je fus contraint de ne diminuer
qu'insensiblement l'énergie des alimens; je suivis
la même marche pour le priver des liqueurs
spiritueuses. Au bout d'un mois d'un semblable
traitement, les accès n'avaient point diminué,
mais les idées du malade étaient plus nettes,
ses yeux plus animés, la peau commençait à
se colorer; ce fut à cette époque que je mis
ce malheureux épileptique à l'usage du lait de
femme pris par la lactation; sa boisson ordinaire était du petit-lait, ou de l'eau de poulet;
ses alimens consistaient en de petites quantités
de gélées; il prenait aussi des gruaux ou du
riz, et quelques œufs. On observera que je
ne discontinuai pas l'usage des bains, au contraire, je les doublais; les frictions se firent
dans le même ordre; j'ordonnai en outre qu'on
promenât le malade en voiture. Au bout de
cinquante-cinq jours de traitement le pouls se
dévelopa un peu, et perdit de son intermit-
tence et de sa fréquence : le malade éprouvait
à cette époque, depuis sept jours, des dou-

eurs dans tous les membres , que j'attribuaî
aux efforts que faisaient les liquides pour pénétrer
dans les vaisseaux qui commençaient à s'assouplir. Le soixante-troisième jour du traitement,
lorsque mon infortuné épileptique eût resté une
demi-heure dans le bain du matin , il fut atteint
de douleurs très-vives qui furent suivies d'une
syncope allarmante , syncope que j'attribuai à
l'agrandissement de la circulation , et que je
combattis par les excitans internes et externes.
Depuis ce moment , le pouls fut toujours en
se dévelopant ; l'action se porta de jour en jour
à la périphérie ; ce fut à cette époque que j'aug-
mentai la quantité des alimens , afin de rendre
l'excitement plus fort en mettant plus de liquides
dans les vaisseaux qui n'en contenaient que très-
peu , par rapport à l'agrandissement de la circulation. Quoique les accès n'eûssent point diminué , je ne changeai encore rien à mon traitement jusqu'au soixante-huitième jour , où des
insomnies allarmantes , qui duraient depuis trois
jours , me forcèrent d'avoir recours à des petites
dôses d'opium , que je répétais quelque fois dans
la nuit. J'attribuai l'insomnie qui tourmentait
mon malade à la petite quantité de liquides

contenus dans les vaisseaux ; en conséquence ,
je lui donnai plus d'alimens que de coutume
lui faisant en outre prendre , chaque jour , le
lait que pouvaient lui fournir deux excellentes
nourrices. En me comportant de la sorte , j'eus
la satisfaction , le soixante-dix-septième jour ,
de voir cesser tous les accidens qui dépendaient
de la vacuité des vaisseaux ; j'eus de plus le
plaisir si doux de ne voir reparaître un accès
épileptique que huit jours après le dernier. Cet
heureux succès ne me fit point changer de
marche , et je suivis constament la même route ,
en voyant les accès s'éloigner de plus en plus
jusqu'au quatre-vingt-septième jour , époque
qui répondait à-peu-près au milieu du mois de
septembre ; ce jour-là , soit que la chaleur extérieure fut trop considérable , soit que les
excitans extérieurs fussent trop actifs , je crus
m'apercevoir que l'énergie de l'estomac était
sensiblement diminuée ; l'état de la langue me
fit de plus croire que les premières voies étaient
un peu embarassées , ce qui me détermina à
donner un léger émétique qui remplit la double
indication de relever l'énergie du bâs-ventre
et de le nétoyer. J'employai de plus , pendant

quelques jours, de légers excitans internes, en diminuant légèrement l'action des excitans externes.

Depuis le vingt septembre jusqu'au deux octobre, il ne reparut point d'accès épileptique. Comme, à cette époque, les matinées commencent à devenir froides, les journées humides, et que d'ailleurs je croyais que les rézeaux étaient ouverts, la circulation assez agrandie, je supprimai les bains, et jusqu'au six janvier je ne changeai rien à mon traitement, hors la suppression des bains comme je viens de le dire; j'ordonnai de plus de ne faire prendre à mon épileptique que des boissons débilitantes; je conseillai de plus à ses parens de le tenir très-chaudement, de lui faire prendre beaucoup l'exercice dans la chambre, lorsque l'air ne serait pas chaud et sec, de l'empêcher de rester plus de sept heures de suite au lit, préférant, ajoutai-je, qu'il fit la méridienne. Les frictions, pendant les temps froids, furent faites avec les étoffes de laine très-chaudes.

En suivant cette marche simple, mais la seule naturelle, je vis mon malade se fortifier et prendre de l'embonpoint de jour en jour, les accès épileptiques s'éloigner de plus en plus au point que, depuis le onze décembre jusqu'au cinq janvier, ils ne reparurent plus.

Le six du même mois, l'accès épileptique fut remplacé par un frémissement général, des éblouissemens, un léger resserrement de la poitrine ; il n'y eut point de salivation sensible ; les mêmes paroxismes nerveux reparurent trois fois dans la journée, et durèrent à-peu-près un demi-quart d'heure chaque fois.

D'après une nouvelle et scrupuleuse inspection de mon malade, d'après les nouveaux symptômes qui venaient de paraître, je reconnu facilement que j'étais presque venu à bout de rétablir l'équilibre entre les organes de locomotion et le principe de la vie.

Tout ce qu'il me restait à faire consistait à donner plus d'action à la périphérie, à faire perdre au principe de la vie la tendance qu'il avait de se réfléchir encore assez fortement au cerveau. Pour atteindre ce but, je réunis aux autres moyens que j'ai constament employés, l'usage d'une pelle à feu *incandescente*, qu'on présentait à toute la surface du corps du malade, et principalement aux extrémités, et avec laquelle on excitait une sensation de chaleur assez vive. De jour à autre, ou tous les trois jours, lorsque rien ne s'y opposait, je faisais appliquer des synapismes à la plante des pieds de mon malade.

Les moyens que je viens d'indiquer furent employés avec tant de succès qu'il s'était écoulé un mois sans qu'il reparut le plus léger accès nerveux. Je continuai néanmoins le même traitement pendant l'espace, à-peu-près, de deux autres mois, et j'eus toujours la satisfaction de voir mon malade aller, chaque jour, de mieux en mieux.

Ce fut alors que je pensai avoir rempli ma tâche ; je supprimai en conséquence l'usage des synapismes ainsi que du calorique : je bornai mon traitement à recommander au malade de vivre de régime, d'éviter tous les excès, de se frictionner fortement, principalement dans les temps froids et humides ; je conseillai de plus à mon heureux convalescent d'éviter tous les chagrins, d'être l'enfant de la joie ; je lui recommandai en outre l'exercice, la sobriété, ce qu'il a si bien observé depuis à-peu-près un an qu'a fini son traitement, qu'il n'a pas eu le plus léger accès nerveux.

SECONDE OBSERVATION
tirée de la même classe.

IL y a à-peu-près dix-neuf mois que je fus appelé, à Paris, pour donner des secours à un Citoyen âgé de 22 ans, qui était atteint de manie-périodique depuis quatorze mois ; l'infortuné qui fait le sujet de cette observation, après s'être livré dès sa plus tendre jeunesse, au sale plaisir de l'*Onanisme*, avait tellement affaibli ses muscles qu'il ne lui était plus possible de faire le moindre exercice, de soutenir les plus légers travaux ; toute son énergie se dirigeait avec tant de force sur l'organe de la reproduction, que cet infortuné Jeune-homme était contraint malgré lui de se toucher plusieurs fois chaque jour, afin de calmer un instant le feu clandestin qui le consumait. Une faiblesse générale, des sueurs froides, des syncopes le plus souvent très-allarmantes étaient les fruits qu'il recueillait de son imprudence. Son estomac était devenu si irritable que les alimens même les plus légers étaient un stimulus assez actif

pour

pour lui occasionner les vomissemens les plus violens.

Ce malheureux Jeune-homme était dans cette situation critique lorsqu'il apprit qu'on avait arrêté un de ses parens pour quelques propos relatifs à la Révolution ; les porteurs de cet avis lui ajoutèrent imprudemment que, par raport aux liaisons intimes qu'il avait eûes depuis long-temps avec son parent, il paraissait probable qu'on le ferait arrêter lui-même, afin d'avoir des éclaircissemens.

Cette nouvelle, pour un homme aussi irritable que l'était notre malade, fut un coup de foudre qui fut bientôt suivi de l'explosion de l'excitabilité, explosion qui mena bientôt avec elle un accès de manie des plus violens.

Le médecin qui fut chargé de donner des soins à ce Jeune-homme, jouit d'une des meilleures réputations de Paris ; cependant, je ne crains pas de dire (et j'espère qu'il a trop de probité pour s'en offenser) que comme il ignorait de quelle manière agit le principe de la vie sur l'économie animale, il prit le change de la maladie.

E

Il employa beaucoup de saignées pour diminuer l'excitement. Les saignées qui auraient été utiles à un homme sanguin, plétorique, ne pouvaient qu'être très-nuisibles chez un sujet presque exténué. Les bains froids, les débilitans tant internes qu'externes furent mis en usage pour condenser les humeurs, calmer l'excitement, et seconder la saignée.

Quoique je condamne l'usage de la saignée, je pense néanmoins que les bains froids ainsi que les autres débilitans étaient parfaitement indiqués, et qu'ils étaient même les seuls remèdes qu'on put employer pendant l'accès, pour calmer l'excitement, et empêcher l'*excitabilité* de faire de trop grandes déperditions.

L'accès ayant été calmé par le moyen des débilitans, le médecin commît une erreur qui devait coûter la vie au malade, ou tout au moins rendre sa maladie incurable.

L'homme qui aurait connu la nature d'une semblable maladie, se serait sans doute occupé, après avoir calmé l'accès, de fortifier, par gradation, toute l'économie animale affaiblie, afin de rétablir l'équilibre entre les organes de locomotion et le principe de la vie.

C'est ce que ne fit pas malheureusement le médecin ; puisqu'au contraire les débilitans internes et externes furent les seuls moyens qu'il ne cessa d'employer , ce qui fut cause qu'au bout d'un mois et demi après les derniers accès , il en reparut un second qui dura huit jours , et qui fut combattu comme le premier. Dès que le calme reparut , le médecin de recourir aux purgatifs souvent répétés ; les débilitans tant internes qu'externes ne furent jamais oubliés ; ce qui fut cause qu'en l'espace de quatorze mois, le malade eut à supporter huit accès de manie les plus violens.

Ce fut le quinzième mois de la maladie qu'on m'appela pour donner des soins à ce maniaque ; sa peau, à cette époque, était décolorée , toute la surface du corps , et principalement le visage et les extrémités étaient bouffis, ses yeux pétillans , très-animés , son pouls vîte , petit, irrégulier ; l'estomac était si irritable que les alimens les moins excitans suffisaient souvent pour occasionner des vomissemens convulsifs.

Mes premiers soins, pour combattre avantageusement cette cruelle maladie , furent de rétablir l'équilibre entre l'estomac et les organes de locomotion.

E 2

Pour obtenir ce but difficile , je conseillai , dès le premier jour du traitement , de faire troter le malade sur un pâvé inégal dans une voiture très-lourde ; une heure après la promenade , je prescrivis des frictions sur toute la surface du corps ; demi-heure après les frictions , on lui donna , d'après mon avis , des alimens tirés du regne animal qui ne l'incommodèrent pas.

Comme je pense qu'un médecin qui propose une nouvelle méthode ne doit pas faire un pas sans rendre raison de ses actions, je vais analyser ma conduite : l'exercice et les frictions ayant forcé le principe de la vie à se porter à la périphérie , l'estomac se trouvant alors moins irritable , ne devait point repousser les alimens qu'on lui présentait ; c'est ce que démontrera l'expérience.

Deux heures après le repas, j'ordonnai qu'on fit faire une nouvelle promenade à mon malade ; une heure et demie après cet exercice, on lui fit faire des frictions sur toute la périphérie du corps ; une heure après les frictions, il prit des alimens qui ne l'incommodèrent pas plus que la première fois ; le soir , lorsque mon maniaque se mit au lit, je fis renouveller les frictions ; j'ordonnai de plus qu'on l'excitât au sommeil par le moyen d'une musique harmonieuse, ce qui me réussit si bien que, depuis onze heures qu'il s'endormit, il ne se réveilla plus jusqu'à cinq heures du matin, époque où il se leva comme il a fait presque toujours depuis.

On observera que, depuis plusieurs années, ce Jeune-homme n'avait jamais goûté les douceurs du sommeil pendant une heure consécutive ; le lendemain, mêmes remèdes, à cette différence près que je fis répéter les frictions cinq fois dans la journée, et que le malade prit en outre, depuis sept heures du matin jusqu'à six du soir, cinq fois, de petites quantités de bons alimens ; sa boisson ordinaire fut du petit-lait.

Ayant continué les moyens simples que je viens d'indiquer, pendant dix jours, sans en avoir obtenu un succès bien marqué, si ce n'est d'avoir diminué la quantité d'*excitabilité*, et rendu conséquemment mon sujet moins irritable, je me déterminai à employer à la périphérie des excitans plus actifs que les premiers.

Pour remplir mes vues, et afin de seconder les premiers excitans externes que je ne discontinuai pas, j'enjoignis aux parens de mon malade de l'enveloper deux fois par jour, et pendant un quart-d'heure chaque fois dans un grand drap, où l'on aurait mis beaucoup de plantes aromatiques, cuites dans l'eau, (dans la suite du traitement on les fit cuire dans le vin) et conservant un degré de chaleur assez considérable.

Comme je savais que pour fortifier utilement un corps épuisé, il faut le nourrir, et que j'avais en outre appris par une longue expérience que le lait de femme pris par la lactation, était un des moyens les plus puissans que je pus trouver pour remplir cette indication, je conseillai à mon malade de prendre une nourrice, ce à quoi il se détermina volontiers.

Après avoir employé ces moyens à-peu-près cinquante jours, la peau se trouva dans son état naturel ; la bouffissure avait totalement disparu, les yeux n'étaient plus si irritables, l'estomac faisait parfaitement ses fonctions, le pouls avait pris de la consistance, du dévelo-

pement , de la souplesse , de la régularité ; les
extrémités qui avaient toujours été très-froides ,
excepté cependant dans les accès , commen-
cerent à se réchauffer, et les idées du malade
à devenir de jour en jour plus nettes.

Comme nous entrions , à cette époque , dans
les chaleurs de l'été, je crus faire sagement
que de supprimer l'application des herbes aromatiques , et de me borner pendant toute
cette saison à entretenir l'équilibre entre les
organes de locomotion et l'estomac , et à fortifier mon malade en le nourrissant avec sagesse.

Au commencement de l'automne , les matinées froides et quelque fois humides , les jours
plus courts , la lumière moins abondante , semblaient diminuer l'énergie de la périphérie du
corps de mon malade en augmentant l'action
de l'estomac. Les idées de ce malheureux maniaque étaient à cette époque plus confuses
que de coutume , ce qui me détermina à
augmenter sensiblement l'énergie des excitans
externes.

Des embrocations faites tous les quatre à
cinq jours sur toute la périphérie du corps de

mon malade, avec de petites quantités de liqueurs de sydéname, et continuées pendant deux mois, furent à ce que je pense un des moyens excitans externes qui me servirent le mieux pour empêcher l'excitabilité de s'accumuler, et qui déterminerent l'action à la périphérie.

Pendant tout l'hyver, je ne m'occupai que du soin d'entretenir l'action à la périphérie, et de nourrir avec sagesse mon malade ; aux approches du printemps, les jours plus longs, la lumière plus abondante me déterminerent à supprimer insensiblement les remèdes excitans externes, et à nourrir mon malade avec la plus grande prudence.

Dès les premiers jours d'été, je jugeai la cure faite, ce qui fit que je me bornai alors à recommander à mon malade la sobriété et l'exercice.

Depuis cette époque, le Jeune-homme qui fait le sujet de cette observation, s'est marié, et a toujours joui d'une bonne santé.

On observera que ce jeune maniaque n'eut pas un seul accès dès qu'il fut confié à mes soins.

Affections nerveuses partielles, suite de faiblesse directe.

J'APPELLE affections nerveuses partielles ces maladies de nerfs dans lesquelles les organes de locomotion sont généralement moins faibles, et l'*excitabilité* moins abondante que dans les affections nerveuses générales, suite de faiblesse directe.

La grande différence qui existe entre ces maladies et les affections nerveuses générales, suite de faiblesse directe, c'est que dans les dernières, pendant le paroxisme, la convulsion, la crispation, ainsi que l'excitement sont générales, tandis que, dans les affections nerveuses partielles, tous ces symptômes ne se manifestent que sur une ou plusieurs parties.

PREMIÈRE OBSERVATION.

Au mois de vendémiaire dernier, j'allai, le matin, voir un de mes amis, d'un tempérament sec et on ne peut plus irritable. En entrant chez lui , je l'entendis faisant les efforts les plus violens pour vomir ; je m'approche, je m'informe , on m'apprend qu'il a pris l'*hypécacuana*, et que depuis une heure , à chaque vomissement , il est dans un état de convulsion presque générale ; je palpai le pouls que je trouvai vîte , serré , convulsif avec des soubresauts dans les tendons ; dès le même instant je lui fis prendre beaucoup de débilitans internes. Au bout de six heures le calme reparut ; la nuit fut un peu agitée , mais l'orage cessa dès le matin.

Le malade se lève , et comme il se trouvait assez bien , il alla rendre visite à un officier de santé que je m'honore de compter au nombre de mes amis ; l'officier de santé l'examine , il le trouva fort tranquille ; la blancheur de la langue , les rapports nidoreux le déterminèrent à faire prendre de suite à son malade un petit minoratif qui le purgea passablement bien ; mais le soir de la médecine , les symptômes d'irritation reparurent , accompagnés d'un mal de tête violent avec des légers mouvemens convulsifs : on ordonna des calmans pour la nuit , qui ne firent point cesser les accidens , car, le lendemain au matin, le mal de tête n'avait point diminué, le pouls était roide, vîte et un peu rebondissant. L'officier de santé opina pour une saignée afin de calmer l'irritation ; je ne fus pas de cet avis, je préférai l'application des sang-sues ; elles furent appliquées sur les cinq heures du soir, et l'expérience me démontra, comme j'en ai eu depuis la conviction plusieurs fois, que quoique les sang-sues désemplissent les vaisseaux, la douleur qu'occasionne leur morsure à un sujet très-irritable, loin de diminuer l'excitement ne fait que l'augmenter.

L'application des sang-sues ne diminua donc point l'irritation, comme je viens de le dire, puisqu'au contraire elles l'augmentèrent à un tel point que je me déterminai à veiller mon ami. Les débilitans, les réfrigérans que j'employai pendant la nuit firent diminuer les accidens le lendemain matin.

Ce fut à cette époque que, de concert avec mon confrère, nous résolumes de mettre le malade dans un bain tiède ; ce moyen nous réussit assez bien, nous le répétâmes le soir ; enfin, malgré les bains, les réfrigérans, les débilitans, il nous fallut dix jours pour calmer ces accès nerveux.

Quinze jours après ce premier paroxisme nerveux, il s'en manifesta un second plus allarmant que le premier, et qui fut provoqué par la faute du malade : voici le fait ;

Le matin d'un jour de vendanges, mon imprudent ami consultant plutôt son goût que l'état de sa santé, se mit en chasse par un temps froid, humide et nébuleux ; après une marche forcée qui dura quatre ou cinq heures, il eut de violens frissons, une oppression de poitrine très-considérable qui le forcèrent à rentrer chez lui, où il n'eut pas resté à-peu-près un quart d'heure, qu'il fût atteint de syncopes allarmantes ; on le mit au lit, les frissons continuèrent ainsi que l'oppression de poitrine, accompagnés d'un violent mal de tête.

Dès le lendemain matin, on appela, pour voir le souffrant, l'officier de santé que j'ai dit avoir la confiance de la maison ; il examine le malade qu'il trouva dans l'état que je viens de décrire ; son pouls était petit, vîte par fois, lent dans d'autres circonstances, et presque toujours intermittent.

Outre tous ces symptômes, le malade était tourmenté par une érection violente et. involontaire , qui , dès qu'elle cessait , était suivie de syncopes allarmantes ; une heure plus ou moins après la syncope, même érection , même défaillance qui la suivait.

L'officier de santé , pour parer aux accidens , ordonna qu'on mit des linges imbibés d'eau froide sur les parties sexuelles du malade ; il appliqua des synapismes à la plante des pieds ; il ordonna de plus qu'excepté les régions abdominales et torachiques , on frictionna même assez fortèment toutes les autres parties de la périphérie ; il conseilla en outre de donner au malade , pour boisson ordinaire , du petit-lait , ou de l'eau de poulet.

Comme il y avait à craindre que le malade ne périt par défaut d'excitement durant les syncopes , son médecin lui laissa une potion fortifiante faite avec du bon vin et du sucre etc. , en enjoignant qu'on lui en fit prendre pendant les faiblesses.

Malgré ce traitement qui était le seul qui convenait , (mais qui paraîtra bizarre à quelques hommes) les symptômes ne diminuèrent pas tout-d'un-coup ; en conséquence, les parens du malade lui conseillèrent de faire appeler l'ancien officier de santé de la maison, ce à quoi il consentit. Celui-ci arrive dès le troisième jour de la maladie, il fait cesser l'usage des débilitans, et ne prescrit que des substances excitantes prises intérieurement. En dépit de l'avis opposé de l'officier de santé qui avait été appelé le premier, le malade se détermina à suivre les conseils de l'ancien chirurgien de sa maison ; mais comme, le cinquième jour, le mal ne diminuait point, et que le jeune officier de santé ne cessait pas de dire que la méthode excitante qu'on employait était opposée aux intentions de la nature, on se détermina à faire appeller le médecin qui jouit de la meilleure réputation du Département. La femme du malade me fit aussi donner avis de la consulte qui devait avoir lieu au sujet de son mari.

Le médecin célèbre dont je viens de parler arriva sur les six heures du soir ; les deux officiers de santé qui avaient déjà vu le malade furent appelés ; je m'y rendis aussi sur les sept heures ; c'était le moment où les trois hommes de l'art, après avoir long-temps discuté sur l'état du malade, s'étaient déterminés contre l'avis du jeune officier de santé, (c'est-à-dire, de celui qui le premier avait vu le malade) d'employer un traitement mixte ; en conséquence, les boissons furent composées de débilitans : pour en contre-balancer l'effet, on mit le souffrant à l'usage d'un demi-gros de *quinquina* en substance, dont on répétait plusieurs fois la dôse dans la journée. Le beaume de Tolu ne fut point oublié ; on l'employa pour agir comme béchique sur la poitrine que l'on présumait être menacée d'hydropisie.

Ce fut dans cette circonstance comme dans mille autres que je reconnus qu'il est impossible de faire sûrement le plus petit pas en médecine, lorsqu'on ignore de quelle manière agit le principe de la vie sur l'économie animale. . . . . . . Quoique mon âge eut dû m'engager au silence, et à respecter en quelque sorte les décisions de deux hommes qui exerçaient l'un et l'autre l'art de guérir, depuis au moins quarante ans, je crus néanmoins ne devoir pas tenir à de petites considérations dans une circonstance où il s'agissait de la vie d'un homme précieux à la société, comme père de famille, et qui de plus était mon ami ; je déclarai donc que le traitement que l'on proposait était opposé aux intentions de la nature. Ce fut envain que je dis que, depuis long-temps, le principe de la vie avait pris une tendance particulière chez mon ami (qui était un gros mangeur quoique très-maigre) à se réfléchir, au détriment des autres parties du corps, sur le *Gaster*, la poitrine et les parties sexuelles ; vainement je proposai de changer le mode d'action ; on n'entendit point mon langage, et malgré tous mes efforts, le malade fut mis à l'usage du *quina* et du beaume de *Tolu* ; mais à peine eût-il fait usage pendant vingt-quatre heures de ces drogues, que ses lèvres se décolorèrent, le pouls devint des plus petits et très-intermittent ; la peau du malade était couverte d'une sueur froide et visqueuse, la poitrine était on ne peut plus oppressée, des coliques violentes assiégeaient ce malheureux ; chaque fois qu'il prenait du *quinquina*, l'érection commençait, et dès qu'elle touchait à sa fin, mon infortuné ami était en proie à des syncopes très-allarmantes.

Comme j'avais prédit, conjointement avec l'officier

l'officier de santé qui avait le premier donné des soins au malade, tous les accidens qui devaient être le produit de la méthode excitante, nous fûmes aussi les seuls appelés pour les combattre lorsqu'ils parurent.

D'après nos principes, nous donnâmes beaucoup de boissons débilitantes au malade, nous lui appliquâmes de l'eau froide sur la région du Pubis, et des synapismes à la plante des pieds; nous enjoignimes en outre à sa femme de lui faire faire, toutes les deux heures, de fortes frictions chaudes sur les extrémités inférieures et supérieures. Comme les humeurs n'étaient qu'en petite quantité chez mon ami, nous ordonnâmes qu'on lui fît prendre, toutes les deux heures, de petites quantités de gelée à la viande nullement aromatisée; par ces moyens simples que nous avons continués seulement pendant douze jours, nous avons eu l'avantage de voir, dès les premières vingt-quatre heures de traitement, le spasme de la poitrine cesser, les érections diminuer sensiblement, ainsi que les défaillances. Le quatrième jour, le malade s'est levé, son pouls avait, à cette époque, un peu de dévelopement et de régularité , la poitrine était très-libre , le malade n'avait plus ni érections ni syncopes : depuis cet instant , mon ami est toujours allé de mieux en mieux , de manière que , le dix-septième jour , nous l'avons cru en état de faire un voyage d'une lieue qui ne l'a point incommodé. On observera que nous lui avons donné par gradation de plus grandes quantités d'alimens , à mesure qu'il se fortifiait.

Depuis cette époque , le citoyen qui fait l'objet de cette observation , a joui d'une assez bonne santé ; il a même pris de l'embonpoint.

RÉFLEXIONS.

Quoique le sujet qui fait la matière de cette observation , paraisse dans le moment présent jouir d'une assez bonne santé , il s'en faut beaucoup qu'il soit guéri ; je ne serais pas même surpris qu'il eût un accès nerveux aux approches du printemps.

Ce n'est pas tout d'un coup , je le répète mais insensiblement et à la longue , qu'on peut fortifier un corps débilité. Les soins que nous avons donné à mon ami ont été suffisans pour faire disparaître les symptômes d'irritation , et pour rétablir en instant l'équilibre ; mais, pour que la cure eut été complette, il aurait fallu fortifier pendant long-temps toute l'économie animale, ce à quoi il s'est refusé dès qu'il n'a plus souffert. Un régime très-commode est la seule chose à laquelle il ait voulu s'astreindre.

Voici les moyens qu'il devait employer pour obtenir une cure radicale : des bains chauds long-temps continués ouvriraient les rézeaux, assoupliraient les fibres ; l'exercice modéré, des frictions rameneraient l'excitement à la périphérie ; ne point trop user du coït, prendre des boissons légèrement débilitantes, seraient autant de moyens qui feraient perdre au principe de la vie, la tendance qu'il à de se réfléchir avec force sur les viscères.

Comme j'ai établi pour principe que pour fortifier un corps débilité, il faut le nourrir avec sagesse, j'aurais, en conséquence, prescrit à mon malade qui est un très-gros mangeur, et qui ne fait que deux repas par jour, de prendre, cinq fois dans la journée, de petites quantités d'alimens peu excitans, mais contenant pourtant assez de principes nutritifs ; j'aurais de plus conseillé le lait de femme pris par la lactation, et suis convaincu que, par ces moyens, j'aurais pu, en quelques mois de temps, fortifier ce corps débilité, et rétablir l'équilibre d'une manière constante.

SECONDE OBSERVATION.

AFFECTIONS nerveuses partielles, suite de faiblesse directe.

UNE jeune citoyenne âgée de vingt ans, et atteinte des pâles couleurs depuis vingt-huit mois, est venue me consulter en nivôse dernier pour des maux d'estomac insupportables, qui la tourmentaient depuis à-peu-près le milieu de l'automne, plusieurs fois chaque jour, et principalement lorsqu'elle avait pris quelques alimens; il lui arrivait alors de vomir très-souvent, environ une heure après le repas, une partie de la nourriture qu'elle avait pris.

J'examinai attentivement cette jeune personne; je lui trouvai le pouls petit, intermittent, vîte et serré dans quelques circonstances ; sa peau était décolorée, sa gorge môle, ses membres quoique assez volumineux, n'opposaient aux doigts qu'une faible résistance, la chaleur extérieure n'était que peu considérable.... Elle m'apprit qu'il lui arrivait souvent, le soir, d'avoir des mouvemens fibriles qui n'étaient marqués d'aucun type particulier..... Lorsque je lui demandai quels étaient les remèdes qu'elle avait faits pour combattre les pâles couleurs, elle me sortit au moins cent ordonnances, en me disant, ne voilà, citoyen, que la moitié des remèdes que j'ai faits ; j'examine, et ne trouvai, dans toutes ces ordonnances, qu'un ramas informe de recettes plus ou moins excitantes. Sur la question que je fis à mon intéressante malade, si, pendant l'été, elle était atteinte de maux d'estomac, elle me répondit qu'elle ne se portait jamais mieux que dans cette saison, et que ce n'était que dans les temps les plus froids qu'elle éprouvait les plus vives douleurs.

Quand je n'aurais pas su que, chez toutes les filles atteintes de clorose, toute l'énergie se dirige sur les parties sexuelles, les organes de la digestion et de la respiration, au détriment des muscles qui perdent continuellement de leur énergie, les renseignemens que je venais

E ;

de prendre suffisaient seuls pour me convaincre que la jeune personne qui me consultait, se trouvait dans cet état.

C'est envain qu'une infinité d'hommes jouissant même de la plus grande réputation en médecine, soutiendront que ce n'est que par les excitans internes qu'on peut guérir les pâles couleurs, pour moi je déclare à la face de l'univers entier, que ces moyens sont opposés aux intentions de la nature, et que bien loin qu'ils puissent être utiles dans ces maladies, ils ne font que les aggraver.

Il n'est point de médecin qui ne sache qu'aux approches de l'âge de puberté, le grand attelier de la nature qui se trouvait au cerveau, change de place, et se porte, à cette époque, sur les parties sexuelles, qui croissent et se dévelopent en changeant le mode d'action, c'est-à-dire, en dirigeant toute l'énergie sur les organes intérieurs. Aussi, quel est l'homme assez peu observateur pour ne pas remarquer, à cette époque, un changement manifeste dans le moral et le physique des jeunes filles ; elles deviennent lourdes, pesantes, paresseuses, ennemies de tout travail ; leur goût est pour l'ordinaire dépravé ; les acides, sur-tout ceux qu'on tire des végétaux, ont pour elles une saveur délicieuse ; elles sont fréquemment constipées ; les matières qu'elles rendent sont en quelque sorte desséchées ; leurs poumons sont si irritables que la moindre fatigue ou un air un peu trop oxigéné les mettent hors d'haleine. . . . Si, pour combattre les symptômes de faiblesse extérieure, on fait prendre des excitans internes, alors les poumons, l'estomac, les parties sexuelles qui étaient on ne peut plus irritables, le deviennent de jour en jour d'avantage, à l'aide de ces moyens, tandis que l'action des organes de locomotion ne fait que s'affaiblir de plus en plus.

C'est d'après les principes que je viens d'exposer, que je conseillai à la personne qui me consultait, de boire abondament du petit-lait, de l'eau de poulet, de se nourrir de bons alimens, mais pris en petite quantité, de ne rester que six ou sept heures de suite au lit, de faire tous les jours un exercice modéré, mais constant, d'éviter le froid et l'humidité ; je lui prescrivis en outre les frictions sèches.

Comme la personne qui fait le sujet de cette

observation ; devait, malgré ses infirmités, assister aux Nôces d'une de ses cousines ; elle me dit qu'elle ne commencerait le traitement qu'après le mariage.

Huit jours après cette première consulte, elle m'envoya chercher pour une colique des plus violentes qui la tourmentait cruellement et sans interruption depuis six heures.

Arrivé auprès de la malade, je la trouvai poussant de profonds soupirs ; sa peau était froide, son pouls était faible, petit, inter-mittent : l'on me dit qu'elle avait passé, durant le mariage de sa cousine, plusieurs nuits sans dormir, qu'elle avait bu et mangé plus qu'à son ordinaire ; on m'ajouta qu'on avait déjà fait appeller un apothicaire pour la soulager dans sa colique, qu'il lui avait fait prendre une potion anti-spasmodique, et que depuis cette époque les douleurs étaient devenues plus vives.

D'après l'inspection de la malade, d'après ce qu'on venait de me dire de son état, je vis clairement que la colique était spasmodique ; j'ordonnai le petit-lait, l'eau de poulet ; je fis prendre, dans l'espace de trois heures, sept lavemens à la malade, sans qu'elle en rendit aucun ; j'ordonnai en outre qu'on la mit dans un bain chaud où elle resta une heure ; en sortant du bain, on lui appliqua des synapismes à la plante des pieds, et des fomentations émollientes sur le bas-ventre.

Sur les six heures du matin, lorsque j'allai la revoir, je la trouvai sans douleurs ; sauf un peu de lassitude ; on me dit qu'elle avait uriné abondamment, mais qu'elle n'était pas encore allée à la selle ; j'ordonnai un lavement qui fit sortir une assez grande quantité de matières recuites ; la malade se leva vers le midi, et se trouva fort bien toute la journée.

Le sur-lendemain, je fis une troisième visite, et trouvai ma malade parfaitement bien ; je me bornai alors à lui conseiller de mettre à exécution la consulte que je lui avais donnée avant qu'elle fut atteinte de colique, ce qu'elle a fait ponctuellement. Depuis cette époque, elle n'a plus eu de maux d'estomac, sa peau se colore, et elle se fortifie de jour en jour.

SECONDE CLASSE.

AFFECTIONS nerveuses, suite de faiblesse indirecte.

J'APPELLE affections nerveuses, suite de faiblesse indirecte, ces espèces de maladies de nerfs dans lesquelles l'excitabilité a perdu la tendance qu'elle avait de se réfléchir sur un membre quelconque, ou si elle s'y réfléchit, elle ne le fait que très-faiblement; différence qui me force à diviser les affections nerveuses, suite de faiblesse indirecte, en parfaites et en imparfaites.

J'appelle affections nerveuses parfaites, suite de faiblesse indirecte, ces maladies de nerfs dans lesquelles une partie du corps se trouve privée de sentiment et de mouvement. Ces maladies sont toujours incurables lorsqu'elles sont le produit de la section des nerfs qui vivifient une partie, ou qu'elles dépendent du dessèchement de ces mêmes nerfs, lorsqu'elles sont occasionnées par la compression; pour les guérir, il faut commencer par enlever la cause comprimante, et ranimer ensuite l'action de la partie, par l'application immédiate des excitans.

Il est d'autres circonstances où les affections nerveuses peuvent être le produit d'un travail excessif, qui a, en quelque sorte, desséché la partie trop exercée; voici un exemple de cette espèce.

OBSERVATION.

Un Commissionnaire âgé de 42 ans, ayant fait pendant huit ans, à pied, et presque tous les jours, sept lieues de montagne, avait les extrémités inférieures presque réduites à rien; elles étaient tombées dans un état de dessé-chement, de racornissement, de rigidité presque générale; cependant il allait toujours son train, lorsqu'un soir étant de retour de son voyage ordinaire, il se sentit d'une lassitude extrême. Le lendemain il ne put point sortir de son lit; ses jambes et ses cuisses étaient froides, sans mouvement, et presque sans sentiment. Il bût pendant huit ou neuf jours beaucoup de vin chaud dans l'intention de se fortifier, mais tous ces soins furent inutiles, le mal n'allait qu'en augmentant. On fit appeler un officier de santé qui fit prendre intérieurement pendant trois

mois à ce malheureux, les substances les plus
excitantes, qui le jettèrent dans la paralysie
parfaite.

Le Paralytique resta à-peu-près trois mois
consécutifs dans cet état, sans faire aucun
remède. A cette époque, je fus consulté;
j'examine les parties que je trouvai desséchées;
d'après le narré qu'on me fit de la maladie,
je vis clairement que le long et pénible travail
avait desséché les fibres, resserré les rézeaux,
rétréci la circulation; par conséquent, l'excitement naturel devait être sensiblement diminué. Cependant la marche continuelle était un
stimulus artificiel qui entretint constament l'action de ces parties jusqu'au moment où, par
une marche forcée, les extrémités inférieures
du malade tombèrent dans la faiblesse indirecte
de Brown. Dans cette circonstance, pour ranimer l'action des cuisses et des jambes, il aurait
fallu appliquer immédiatement sur les parties
débilitées des excitans même assez actifs; mais,
comme dans le cas dont il s'agit, il y avait
raccornissement, desséchement, ces moyens
n'auraient fait que retarder la maladie; les
remèdes excitans internes qu'on employa ne

servirent qu'à aggraver le mal, en déterminant toute la vitalité sur les viscères.

Quels étaient les moyens curatifs qu'il fallait employer dans cette circonstance ? ouvrir les rézeaux, assouplir les fibres roides et en quelque sorte raccornies, agrandir la circulation, étaient les premières indications qu'il fallait remplir. Cent quatre-vingts demi-bains chauds furent les principaux moyens que j'employai; quatre fois chaque jour on faisait de fortes frictions, pendant au moins demi-heure, sur les jambes et les cuisses du malade. Je mis cet infortuné paralytique à l'usage de lait de femme pris par la lactation; je le nourrissais à mesure que les rézeaux s'ouvraient, toujours avec prudence, d'alimens à la vérité peu excitans, mais contenant assez de principes nutritifs; sa boisson ordinaire fut du petit-lait et de l'eau de poulet.

A peine mon malade eût-il pris cent bains qu'il éprouva des douleurs sourdes dans les jambes; ces douleurs furent pour moi un signe certain que la circulation commençait à s'agrandir, et que le principe de la vie prenait une légère tendance à se réfléchir sur les extrémités inférieures. Pour seconder la nature dans ses opérations, j'ordonnai de continuer les bains et les frictions ; je prescrivis de plus d'enveloper pendant toutes les nuits les cuisses et les jambes du malade dans un grand linge couvert de plantes excitantes, cuites dans le vin.

A peine eus-je employé ces moyens pendant quinze jours, que le malade commença à faire de petits mouvemens : je ne changeai rien à mon traitement si ce n'est que je prescrivis de mouvoir plusieurs fois dans la journée les articulations inférieures du Paralytique ; au bout d'une décade et demie, ou à-peu-près, le malade ayant pris alors cent soixante bains, fut dans le cas, à l'aide de deux personnes, de sortir de son lit. A cette époque, je supprimai les bains ; le traitement interne fut toujours le même ; l'externe consista à faire agir très-souvent les articulations, à forcer en outre ce malheureux à faire, plusieurs fois dans la journée, quelques pas dans sa chambre ; je continuai les frictions, mais avant de commencer le frottement, on avait soin de communiquer à toutes les parties, au moyen d'une pelle à feu incandescente, une légère sensation de chaleur qu'on rendait tous les jours plus sensible.

A peine eus-je employé ce dernier traitement, l'espace d'un mois, que le malade pût se promener seul à l'aide d'un bâton. Je crus alors avoir à-peu-près rempli ma tâche ; mais, pour achever mon ouvrage, je traçai, pendant quatre ou cinq jours de suite, des lignes de feu sur les cuisses et les jambes du malade ; j'appliquai en outre plusieurs cônes de moxa à la plante des pieds de mon Paralytique. Ceux qui ont lu la Pyrotechnie chirurgicale de *Percy*, savent de quelle manière on trace les lignes de feu. Depuis cette époque je n'ai plus vu mon malade, et quoiqu'il n'aye pas absolument suivi en tout le régime que je lui avais prescrit, je viens d'apprendre que depuis trois ans que je l'ai quitté, il jouit d'une parfaite santé.

Il est d'autres affections nerveuses parfaites, suite de faiblesse indirecte, qui reconnaissent pour cause l'exercice constant et assez actif d'un membre, tandis que le membre opposé est presque toujours dans l'inaction, et souvent exposé à l'action des substances débilitantes.

Observation de cette espèce.

J'ai vu, il y a quatre ans, un Citoyen âgé de 39 ans, qui était, depuis plusieurs années, occupé uniquement, chez un forgeron, à faire agir un gros soufflet de forge. Ce Citoyen, pendant treize ou quatorze heures de la journée, avait le bras droit presque toujours en action ; ce même bras était en outre souvent exposé à l'action plus ou moins violente du feu de la forge, tandis que le bras gauche était presque toujours dans le plus parfait repos, et continuellement entouré de l'atmosphère froid et humide d'un grand bacq toujours rempli d'eau. Le Citoyen dont il est question, plusieurs années après avoir continué son travail dans le même lieu, fut insensiblement atteint de faiblesse au bras gauche, faiblesse qui fut suivie par gradation d'une diminution de sensibilité ; de façon que ce malheureux garçon fut, au bout de quelque temps, dans l'impossibilité de remuer l'extrémité supérieure gauche. Le sentiment y était en outre éteint ; ce fut à cette époque que l'on conduisit ce Jeune-homme dans un hôpital, où on se contenta de lui appliquer un

seul

seul vésicatoire sur la partie ; les excitans internes les plus actifs furent en outre administrés pendant long-temps. Tous ces moyens loin d'être utiles au malade , ne firent qu'empirer la maladie, de façon que le bras gauche de cet infortuné tomba dans la paralysie parfaite.

Deux mois après que ce malheureux fut sorti de l'hôpital , on vint me consulter pour des spasmes du *larynx*, *du pharynx*, de l'œsophage et de l'estomac, spasmes qui tourmentaient avec rémittence cet infortuné depuis plusieurs jours : je vis le malade , et après avoir pris tous les renseignemens qui m'étaient nécessaires pour me faire une idée juste et précise de son état, je vis clairement que la paralysie du bras gauche était due à la tendance qu'avait prise l'excitabilité à se réfléchir sur l'extrémité supérieure droite, au détriment de la gauche , qui , à la longue, ne recevait plus la moindre quantité d'excitabilité.

L'inaction dans laquelle resta le malade pendant plusieurs mois , les excitans internes et actifs qu'on lui fit prendre pendant qu'il était à l'hôpital, changerent le mode d'action, et dirigerent en quelque sorte toute l'énergie sur

G

les organes de la déglution, de la digestion
et de la respiration. Au sortir de l'hôpital,
les excitans furent mis de côté; le principe
de la vie s'accumula sur les organes respira-
toirs et digestifs, jusqu'au moment où une
cause excitante quelconque le mit en mouvement; ce qui produisit les spasmes des organes
que j'ai déjà indiqués.

Pour calmer les spasmes, je mis le malade
à l'usage du petit-lait, de l'eau de poulet; je
lui appliquai un fort vésicatoire sur le deltoïde
gauche; les synapismes furent aussi employés
sur la main gauche et sur la plante des pieds:
par ces moyens, je fis cesser en deux jours les
spasmes. Je prescrivis alors au malade de continuer les mêmes boissons; je lui ordonnai
l'exercice, en lui enjoignant de prier son frère
de lui faire, dix fois au moins dans la journée,
de fortes frictions sur l'extrémité paralysée. Mes
occupations ne me permirent pas de revoir mon
malade d'une quinzaine; je lui fis une visite
à cette époque, et ne remarquai aucun changement sensible à l'extrémité supérieure gauche,
si ce n'est qu'elle parût un peu colorée, et que
le malade me dit qu'il lui semblait qu'il y

éprouvait des légers fourmillemens. Je ne changeai rien à mon traitement, si ce n'est que
je prescrivis de communiquer tous les jours, à
tous les points de l'extrémité paralysée, et
particulièrement sur le trajet des gros troncs
nerveux, au moyen d'un cautère objectif, incandescent, une assez grande quantité de calorique. Ce nouveau moyen fut continué une
vingtaine de jours : à cette époque, le Paralytique éprouvait depuis quelques jours un léger
sentiment de douleur, lorsqu'on présentait le
cautère objectif incandescent Je me déterminai
dans cette circonstance à tracer, pendant plusieurs jours, sur la partie malade, des lignes
de feu même assez profondes. Ce moyen me
réussit si bien, qu'au bout de la septième application, le malade faisait des légers mouvemens
du bras gauche. Je supprimai alors tous les
moyens excitans externes que j'avais employés
jusqu'à cette époque, et me bornai dès lors
à panser les légeres plaies qui étaient le produit du cautère actuel. Pour ranimer l'action,
je tins le membre paralytique envelopé jour
et nuit dans des plantes excitantes, cuites dans
le vin. Au bout de quinze jours, toutes les

plaies étaient cicatrisées ; les mouvemens étaient beaucoup plus prononcés, le sentiment plus délicat. Je pensai qu'alors il fallait fraper les grands coups ; en conséquence, je me déterminai à appliquer plusieurs cônes de moxa sur le bras, l'avant-bras et la main malade. (Je n'appliquai qu'un cône de moxa chaque jour.) Après l'application du moxa, je supprimai tous les remèdes, et me bornai à prescrire d'exercer même assez fortèment le bras malade ; ce qui produisit un si bon effet, qu'au bout de six mois personne n'eût cru que ce malheureux eût été paralysé du bras gauche.

Je désigne sous le nom de paralysie imparfaite, ces maladies où le mouvement est détruit, tandis que le sentiment existe encore d'une manière obscure.

Pour combattre avantageusement une semblable maladie, il ne faut que savoir fortifier et exciter convenablement la partie malade, et se comporter à-peu-près de la même manière que je l'ai fait dans les deux cas de paralysie parfaite, rapportés plus haut.

Les paralysies où le mouvement subsiste, le sentiment étant détruit, n'existent point dans

la nature ; et il n'y a que des mauvais obser-
vateurs qui aient pu rapporter des exemples
de semblables maladies. Ce qui les a induits en
erreur, c'est que la peau, dans le cas qu'ils
rapportent, était tombée dans la paralysie parfaite, quoique les muscles qu'elle recouvrait,
jouissent de la faculté de sentir et de se
mouvoir.

Parmi les exemples que j'ai vu de cette maladie, je rapporterai celui d'un Breton qui me
fut conduit à l'hôpital de *Rhetel* près *Sierk*,
armée de la Mozelle, il y a à-peu-près cinq
ans.

OBSERVATION.

Le sujet qui fait l'objet de cette observation,
était atteint de paralysie imparfaite du bras
droit, le sentiment étant détruit, et le mouvement existant. Comme ce Citoyen n'enten-
dait pas un seul mot de français, il ne put
me donner aucun détail sur sa maladie ; je
conseillai des excitans appliqués sur le membre
paralytique ; mais, voyant que les moyens ordinaires ne produisaient aucun effet, j'eus recours
au moxa. Le citoyen Delorme, officier de santé
dans le même hôpital, se chargea de cette

opération, qui, poussée un peu trop loin, consuma la peau sans exciter la plus légère sensation de chaleur au malade. Mais, lorsque le calorique fut porté sur les muscles, alors le malade prouva bien par ses cris, que les organes de locomotion qui avaient la faculté de se mouvoir, avaient aussi celle de sentir.

On vint me faire part de ce qui s'était passé; comme je croyais alors fermement qu'il existait de paralysies où le sentiment était détruit, lorsque le mouvement existait encore, je pensai que le malade était guéri, puisque j'étais venu à bout de rappeller le sentiment; mais, le soir même de l'opération, en visitant cet infortuné, je reconnus que la peau était dans le même état, quoique je procurasse au malade des sensations désagréables, lorsque j'irritais le fond de la plaie faite par le moxa. Ce phénomène fut pour moi un trait de lumière; dès cet instant je reconnus qu'il ne pouvait pas exister de paralysie avec perte de sentiment, lorsque le mouvement subsistait. J'attribuai ces maladies comme je devais le faire à la seule paralysie parfaite de la peau, paralysie qui est toujours occasionnée par le desséchement de l'organe cutané , desséchement qui fait que les papiles nerveuses qui se distribuent à la périphérie se trouvent étranglées.

Pour guérir ce malheureux paralytique , j'ai long-temps associé les humectans et assouplissans avec les excitans, appliqués sur le membre malade ; j'ai achevé la cure par l'usage des seuls fortifians externes.

Affections nerveuses mixtes.

J'appelle affections nerveuses mixtes, ces maladies de nerfs dans lesquelles le fluide de la vie se réfléchit abondamment et avec force sur un ou plusieurs organes particuliers, au détriment des autres parties du corps , qui sont dans une insensibilité et une inaction presque parfaite.

PREMIÈRE OBSERVATION.

AFFECTIONS nerveuses mixtes.

UN Citoyen âgé de quarante-sept ans, faisant les fonctions de courier depuis plusieurs mois pour des maisons de banque et de commerce, revint un soir chez lui, après avoir couru pendant cinq jours et cinq nuits consécutifs, dans un état de faiblesse et d'insensibilité presque générale. L'excès du travail l'avait jetté dans la faiblesse indirecte de Brown. Sa femme, pour ranimer les forces, lui fit prendre, pendant la nuit, de grandes quantités de liqueurs et de vin très-spiritueux. Comme le lendemain au matin le malade n'était pas mieux, on eut recours à un médecin, qui employa pendant au moins quinze jours, sans succès, les excitans internes les plus actifs. L'homme de l'art conçut, à cette époque, le projet de mettre le malade à l'usage d'une potion *phosphorée*, afin de ranimer l'action musculaire qui allait toujours en diminuant. (Je n'ai pas assez employé le phosphore pour savoir positivement de quelle manière il agit sur l'économie animale ; cependant, à l'exemple d'Alphonse-le-Roi, j'ai fait usage de cette substance dans des fièvres malignes, et j'ai toujours remarqué qu'à l'inverse de tous les autres excitans connus, elle ébranle tout le systême.) C'est de cette manière que cette substance toute de feu agit sur le sujet qui fait l'objet de cette observation. A peine ce malheureux eût-il pris pendant deux jours de petites quantités de phosphore, qu'il fut dans le cas de sortir de son lit, cependant avec peine, car la faiblesse était encore très-considérable : le médecin supprima à cette époque l'usage des potions phosphorées, et il les remplaça par le kina pris en substance, et l'usage d'un bon vin généreux. Ces derniers moyens furent continués un mois, cependant le mal ne diminuait point ; on eut alors recours à l'*opium* et à d'autres excitans qui, continués pendant trente-six jours, occasionnèrent des tremblemens involontaires aux extrémités supérieures et inférieures du malade..... Les mêmes remèdes furent continués ; enfin les exc'tans les plus actifs, employés pendant deux ans n'opérerent d'autre effet que celui de diminuer de jour en jour toute l'action musculaire, en la dirigeant sur les organes de la respiration et de la digestion.

Lorsque je fus consulté pour cet infortuné, il était atteint de la vraie danse de St.-Gui (qui sans doute aurait ensuite dégénéré en paralysie). Le larynx, le pharynx, le poumon, l'estomac, avaient été rendus si irritables par l'usage des excitans, que ce malheureux courier était jetté dans des spasmes terribles de la poitrine et de l'estomac, par la moindre force excitante.

Les personnes qui auront une idée de ma théorie (qui n'a été bâsée que sur la pratique) doivent voir que pour triompher de cette maladie cruelle, il fallait augmenter insensiblement, et par gradation, l'action de la périphérie par l'usage des excitans externes, tandis qu'on devait mettre graduellement le malade à l'usage interne des substances débilitantes. C'est ce que j'ai fait avec tant de succès qu'au bout de huit mois de traitement, mon malade tout-à-fait guéri, pût vaquer facilement à ses affaires.

Seconde Observation de la même espèce.

En quatre-vingt-douze, je fus consulté pour une jeune femme du département du Bas-Rhin, âgée de vingt ans, qui, après un nombre infini d'accès convulsifs, qu'on combattit par des fréquentes et copieuses saignées, et par les excitans internes les plus actifs, fût, au bout de six mois, à la suite d'un pareil traitement, perclue de tous ses membres. On appela à cette époque les hommes les plus célèbres de la faculté de Strasbourg, qui, voulant ranimer l'action par les excitans internes, ne firent qu'aggraver la maladie.

Lorsque je vis cette infortunée, son pouls était petit, assez vîte, et presque toujours intermittent ; sa peau était décolorée, elle était dans la plus grande maigreur, tous ses membres, ses doigts même étaient fortèment contractés depuis au moins un an dans le sens de la flexion; son estomac avait la plus grande énergie ; elle mangeait beaucoup, souvent même des alimens de très-difficile digestion sans en être incommodée ; il lui arrivait aussi fréquemment d'avoir des violens spasmes à la poitrine.

Pour combattre cette cruelle maladie, il me fallait ouvrir les rézeaux, agrandir la circulation, ranimer insensiblement l'action de la périphérie, nourrir avec sagesse la malade, diminuer insensiblement la grande action de l'estomac et de la poitrine, par l'usage des boissons débilitantes et assouplissantes.

Les bains chauds, les frictions, le petit-lait, l'eau de poulet furent les moyens que j'employai pendant un mois et demi. A cette époque, les membres étaient devenus souples ; la malade faisait de légers mouvemens ; sa peau se colorait un peu ; elle éprouvait des fourmillemens, des légères douleurs dans les membres qui n'étaient dus qu'à l'agrandissement de la circulation. Tout annonçait un succès heureux, lorsque je fus obligé de quitter ma malade pour me rendre dans le Palatinat. Une maladie grave que j'essuyai aussitôt que je fus arrivé à Frankendal, ne me permit pas de m'occuper de la santé de cette jeune infortunée, ni de répondre aux lettres qu'on m'écrivait. Mon silence continuel pendant un mois, détermina la mère de la malade à appeller un autre médecin qui changea la marche que j'avais tracée, et la remplaça par les excitans internes , qui , continués pendant un mois et demi , occasionnèrent une dissenterie violente qui fit périr la malade.

Nota. Quoique mon départ ait été cause que je n'ai pas guéri la personne qui fait le sujet de cette observation , je pense néanmoins que cet exemple pourra être utile à mes lecteurs.

RÉFLEXIONS DE L'AUTEUR
SUR LA FIÈVRE MALIGNE.

La Fièvre maligne, a dit certain auteur , semble être un ramas de toutes les infirmités, un assemblage informe de tous les symptômes; cette maladie paraît être le produit d'une désorganisation générale.

L'auteur qui a eu cette opinion de la fièvre maligne , était un très-grand et bon observateur. S'il eût connu la manière d'agir du principe de la vie sur l'économie animale, je me dispenserais de faire des réflexions ; car ses connaissances étant en général plus étendues que les miennes , ce qu'il aurait dit vaudrait sans doute beaucoup mieux que tout ce que j'ai à dire.

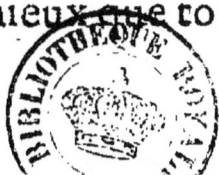

La fièvre maligne ne regne ordinairement qu'à la fin de l'été, en automne ou en hyver. Si quelques personnes en sont atteintes pendant le printemps, ce que je n'ai jamais vu, il faut que ces sujets soient tombés, pendant l'hyver, dans la faiblesse indirecte de Brown.

La fièvre maligne est toujours le produit du défaut d'excitement. Une faiblesse générale est l'appanage des malheureux qui sont atteints de cette terrible maladie.

Les pustules, les tâches gangreneuses qui paraissent souvent à la périphérie du corps des malades, atteints de fièvre maligne, sont toujours la suite de la grande faiblesse qui a supprimé la transpiration, ce qui est cause que le calorique est obligé de se cantonner sous l'épiderme, stagnation de la matière de la chaleur, qui donne bientôt lieu à des phlictaines du plus mauvais caractère.

C'est une erreur des plus grossières que de chercher la cause première des fièvres malignes dans les premières voies. La source de cette maladie se trouve dans l'affaiblissement de toute l'économie animale. Vouloir combattre une fièvre maligne commençante, par des pur-

gatifs répétés, c'est conduire le malade à sa
perte.

Pour combattre une fièvre maligne avec avantage, il faut, par le moyen des excitans externes et internes, administrés avec sagesse,
relever par gradation l'excitement général, sans
quoi les humeurs dégénéreront de plus en plus,
l'excitement diminuera en même proportion,
les vaisseaux s'engageront d'avantage à chaque
instant ; ce qui occasionnera bientôt la mort du
sujet.

Les purgatifs n'étant que des débilitans, je
le répète, sont en général nuisibles dans les
fièvres malignes ; ils ne conviennent que pour
faire une dérivation, désemplir les vaisseaux,
changer le mode d'action ; encore, dans le cas
dont il s'agit, faut-il avoir recours, après leur
effet, aux excitans externes et internes.

Les émétiques sont utiles dans les fièvres
malignes, parce qu'ils occasionnent un ébranlement général.

Beaucoup de personnes pensent que les sujets
atteints de fièvres malignes ne sont que très-
peu irritables. Ceci arrive quelque fois, mais

ce n'est pas le plus ordinaire ; l'excitement peut diminuer sensiblement , quoique l'excitabilité soit contenue en très-grande quantité dans les nerfs.

Dès que l'excitement a diminué sensiblement depuis quelque temps, les humeurs dégénerent, les excrétions et sécrétions sont pour la plupart interceptées , ou au moins grandement diminuées, ce qui est cause que les vaisseaux, et sur-tout les lymphatiques s'engagent , que le poumon et l'estomac se trouvent enduits de matières muqueuses , visqueuses et épaisses ; ce qui doit nécessairement empêcher que les excitans ordinaires puissent alors titiler immédiatement les papiles nerveuses , et agir conséquemment avec autant de force qu'ils le faisaient auparavant.

C'est dans le cas dont il est ici question , que le phosphore employé intérieurement peut être utile. Cette substance toute de feu, portée dans l'estomac, excite fortement cet organe, en traversant les substances muqueuses qui en tapissent les parois , et dont la densité s'opposait à l'action de tout autre excitant.

Ce qui a trompé les médecins qui ont dit que

que dans la fièvre maligne, la surface du corps était toujours peu irritable, c'est qu'ils n'ont pas fait attention que l'engagement des vaisseaux lymphatiques de la périphérie, s'opposait à ce que les substances stimulantes externes pussent exciter la périphérie comme dans l'état de santé, quoique l'excitabilité fut souvent contenue dans les nerfs, dans cette maladie, en plus grande quantité que pendant la meilleure santé.

Le chagrin, en refoulant l'excitabilité au cerveau, peut occasionner une fièvre maligne. Dans une semblable circonstance, lorsqu'on s'apperçoit que le malade devient de jour en jour sombre, pesant, mélancolique, qu'il a de petits frissons irréguliers, suivis de légers mouvemens fébriles, il faut nécessairement émétiser ce sujet, et employer avec sagesse les excitans externes et internes, sans quoi le malheureux tombera dans la fièvre maligne.

Un exemple récent qui vient de se passer sous mes yeux depuis quelques jours, pourra convaincre mes lecteurs de la vérité de ce que j'avance.

Un Citoyen âgé d'environ cinquante-quatre

H

ans, grand dormeur, gros mangeur, d'un tempérament plétorique, et d'un caractère assez pusillanime, vit périr sous ses yeux un de ses frères d'apoplexie. Cet homme que j'ai dit très-pusillanime, s'était figuré depuis au moins vingt ans, qu'il mourait d'apoplexie; la vue de son frère mort de la maladie qu'il redoutait tant, augmenta tellement ses craintes qu'il devint tout d'un coup sombre, rêveur, mélancolique. Il resta dans cet état au moins l'espace d'un mois et demi sans que sa santé en parût altérée; à cette époque, il se sentit un mal-aise général, sans savoir à quoi l'attribuer. Il avait de petits frissons irréguliers, suivis de légers mouvemens de chaleur; l'appetit diminuait de jour en jour; la tête de ce malheureux était alors plus que jamais tourmentée de la crainte de la mort. Ces symptômes durerent pendant trois ou quatre jours sans qu'il voulut se résoudre à faire quelques remèdes; cependant, le quatre ou cinquième jour, il se détermina sur les instances de sa femme, à prendre un purgatif qui soulagea la tête pour quelques instans. Deux jours après le premier purgatif, comme le malade se sentait plus mal, il se décida à prendre une seconde médecine ; mais, le soir, une faiblesse générale, un délire morne engagerent la femme de ce malheureux à faire appeller un officier de santé qui lui appliqua un vésicatoire à chaque jambe. Les vésicatoires changerent le mode d'action, et diminuerent par conséquent le délire. Vingt-quatre heures après le premier pansement du vésicatoire, me trouvant par hazard chez le malade lorsque l'officier de santé vint faire le second pansement, je remarquai sur la partie, aussitôt après la levée de l'appareil, des légères tâches gangreneuses ; l'officier de santé me demanda alors si je serais d'avis de mettre le malade au *kinkina*, je lui répondis qu'oui ; ce qui fut exécuté, et empêcha pendant huit ou dix jours la maladie de faire des progrès. Sur ces entrefaites, on appela un autre officier de santé, qui ordonna de purger le malade. Je m'opposai envain au purgatif ; j'alléguai que le malade tombait dans la fièvre maligne, on alla toujours son chemin. Le malade fut donc purgé, mais la maladie prit un caractère plus sérieux. Pour rémedier au mal fait par le premier purgatif, on en donna un second, sans compter les eaux de tamarin, et la crème de tartre qu'il prit durant cinq ou six jours, époque à laquelle se déclara véritablement la fièvre maligne.

On fit venir alors, pour donner des secours à cet infortuné, un médecin du pays, qui jouit à juste titre d'une assez bonne réputation; mais, il fut appelé trop tard, et le malade périt peu de jours après avoir été confié à ses soins.

Voici de quelle manière il fallait se comporter dans le traitement de cette maladie: changer le mode d'action, forcer le principe de la vie à se réfléchir sur l'économie animale en abandonnant le cerveau sur lequel il se réfléchissait avec assez de force.... Un émétique employé dans le commencement, aurait ranimé l'action générale, et rétabli les sécrétions. Après l'émétique, il fallait forcer ce malheureux, qui était en quelque sorte terrorifié, à prendre beaucoup d'exercice. La gaîté, les plaisirs lui étaient d'une absolue nécessité; on devait lui défendre de rester long-temps au lit: par ces moyens simples, je suis convaincu qu'on aurait rétabli l'équilibre dans le commencement de la maladie.

Si je n'avais été appelé que lorsque le malade tomba en faiblesse, après le second purgatif, je lui aurais appliqué des synapismes à la plante des pieds ; j'aurais de plus ordonné qu'on lui fît prendre intérieurement quelques excitans : le lendemain, j'aurais fait enveloper le malade dans un drap rempli de plantes aromatiques, chaudes, cuites dans le vin ; les excitans internes auraient secondé l'effet des externes. Par ces moyens, j'aurais relevé l'action générale ; et je suis convaincu qu'en excitant continuellement, et par gradation, mon malade, et en le nourrissant avec sagesse, j'aurais triomphé sûrement de la maladie.

Sur la fin du traitement, j'aurais pu avoir recours à quelques légers purgatifs, si les circonstances me l'avaient ordonné.

IDEES SUR LA GOUTE.

L'IMMORTEL Sydenham a dit que si l'on trouvait un moyen pour remplacer l'exercice, il n'y aurait ni goute ni gouteux. Sidenham avait raison, et s'il eût connu la manière d'agir du principe de la vie sur l'économie animale, ce grand médecin anglais aurait sans doute trouvé des moyens pour remplacer l'exercice, et se guérir de la goute qui la tourmenté si long-temps.

La goute est ordinairement l'appanage des gros mangeurs, de ceux qui font un fréquent usage de liqueurs spiritueuses, et qui ne prennent point ou presque point d'exercice ; les hommes de cabinet y sont aussi très-exposés.

Si la goute est comme endémique dans les pays froids, c'est l'usage des excitans internes dont on abuse dans ces contrées, le froid extérieur, et le défaut d'exercice qui en sont cause.

J'ai dit que là où agissaient les forces excitantes, là se dirigeait la vitalité ; en conséquence, dès qu'on augmentera l'action de l'intérieur ; en débilitant la périphérie, la surface du corps doit être presque sans action, ce qui occasionne l'engagement des vaisseaux lymphatiques.

Le gros mangeur et celui qui boit beaucoup de liqueurs spiritueuses, dirige toute son action sur le gaster s'il ne fait pas de l'exercice. Les Hollandais se trouvent presque toujours dans ce cas : dans la Batavie, l'atmosphère se trouve presque toujours froide et humide ; les habitans de ces contrées ont presque tous la plus grande force digestive ; ils mangent beaucoup de substances animales qui contiennent conséquemment beaucoup de principes nutritifs ; ils font un habituel usage de punch, d'eau-de-vie, de café, de thé et d'autres liqueurs semblables. Ces Républicains marchands ne prennent jamais d'exercice que dans leurs comptoirs.

D'après ce que je viens de dire, si le médecin sage observateur de la nature, veut se donner la peine d'examiner ce qui se passe chez les Hollandais, je suis convaincu qu'il sera bientôt de mon avis. Les Bataves ont presque tous la fibre relâchée, et sans action ; leurs vaisseaux lymphatiques sont presque toujours dans un état de plétore ; les excrétions et sécrétions se font presque toujours mal chez eux.

Tous les phénomènes que je viens de rapporter sont produits chez les Hollandais par la grande énergie de l'estomac, le grand usage des des substances animales, le froid extérieur, l'humidité et le défaut d'exercice.

Ce qui excite l'estomac fortèment et constament, dirige toute l'énergie sur l'organe gastrique, qui est capable de dissoudre les alimens de la plus difficile digestion. Avec cette grande énergie gastrique, les Hollandais mangent beaucoup de viandes ; les forces digestives étant très-considérables, les Bataves extrayent des alimens tout le principe nourricier qu'ils contiennent, ce qui augmente beaucoup la quantité des humeurs. Le froid extérieur, l'humidité, le défaut d'exercice diminuent l'action de la périphérie, ce qui est cause que les sécrétions et excrétions se font mal, d'où résulte la plétore des vaisseaux lymphatiques, plétore qui étant portée jusqu'à un certain point, devient un stimulus assez actif pour procurer un excitement général qui ébranle la matière engagée dans les vaisseaux lymphatiques, et produit l'accès gouteux. La matière de la goute une fois ébranlée, cherche à s'échaper par où elle trouve moins de résistance ; elle se dirige en conséquence sur les extrémités où elle est obligée de s'arrêter : l'excitement général diminue à cette époque, la douleur devient locale, les extrémités se tuméfient, deviennent de jour en jour plus douloureuses, jusqu'à ce que la matière gouteuse ait subi une espèce de coction ; alors il paraît un excitement modéré, les douleurs diminuent, la partie souffrante se couvre souvent d'une transpiration fétide très-abondante ; d'autres fois, toute la surface du corps est couverte de sueur : il est d'autres circonstances où une diarrhée critique et avantageuse porte au-dehors l'humeur artritique, ce qui met fin à l'accès gouteux.

D'après les idées que je viens de donner de la goute chez les Hollandais, idées que j'ai puisées dans la nature, le médecin (j'en suis convaincu, et j'offre de le démontrer par l'expérience à tout l'univers) pourra guérir tous les gouteux dans les pays froids, en employant sagement les moyens que j'ai indiqués dans mes principes, comme devant être utiles aux habitans du nord.

Dans les pays tempérés, on est toujours sûr de prévenir les accès gouteux, en entretenant l'équilibre entre les organes de locomotion et l'estomac.

La goute n'attaque jamais en été, si ce n'est après un temps froid et humide. Analysons ces phénomènes, et nous verrons si ma théorie est d'accord avec la plus saine pratique.

En été, les jours plus longs et plus chauds, sont des stimulus puissans qui dirigent l'action à la périphérie, au détriment de l'estomac. D'après ces principes qui sont bâsés sur la nature elle-même, il n'est point d'homme de bon sens qui, sans être médecin, ne sente parfaitement que, si pendant les grandes chaleurs de l'été, l'énergie de l'estomac est diminuée, nous devons, dans cette saison, n'extraire que peu de principes nourriciers des alimens que nous prenons chaque jour; en conséquence, si nous ne faisons que peu de chyle, la plétore des vaisseaux lymphatiques et sanguins doit sensiblement diminuer. Joignons à toutes ces causes l'action de la périphérie sensiblement augmentée, excitement plus considérable de la surface du corps qui augmente la sueur, la transpiration qui désemplit les vaisseaux lymphatiques, et leur donne plus d'énergie ; phénomènes qui s'opposent, pendant les grandes chaleurs de l'été, aux accès gouteux.

Après un été très-chaud, on est très-peu irritable, puisqu'on a fait de grandes déperditions d'excitabilité. En automne, les jours plus courts, la lumière moins abondante, la chaleur sensiblement diminuée, l'atmosphère pour le plus souvent très-humide, sont autant de causes qui diminuent sensiblement l'excitement chez un sujet peu irritable. Les excrétions et sécrétions sont moindres ; les vaisseaux lymphatiques s'engagent, l'excitabilité s'accumule insensiblement..... On a recours dans cette saison aux seuls excitans internes qui déterminent l'action à l'estomac, au détriment de la périphérie, ce qui est cause que les vaisseaux lymphatiques s'engagent de plus en plus jusqu'à ce qu'une cause excitante mette en mouvement la matière qu'ils contiennent, et donne naissance à un accès gouteux sur la fin de l'automne ou au commencement de l'hyver.

Après l'accès d'automne ou d'hyver, les vaisseaux lymphatiques s'engagent de nouveau jusqu'aux approches du printemps ; alors l'abondance de la lumière, la longueur des jours, la grande irritabilité du sujet sont autant de causes qui donnent naissance à l'accès de goute du printemps.

Cette exubérance de lumière et de chaleur est une des causes qui fait que les accès de goute du printemps sont plus courts, mais bien plus aigus qu'en hyver.

Les accès d'hyver sont beaucoup moins aigus, mais beaucoup plus longs que ceux du printemps, parce que les stimulus qui, au printemps, excitent toute l'économie, manquent dans la saison du froid.

Pendant un accès de goute du printemps, il ne faut employer que des débilitans, même sur la partie souffrante.

Lorsque la goute attaque en hyver, il est bien rare qu'on ne soit obligé d'employer des débilitans à l'intérieur, et des excitans même très-actifs sur la partie souffrante pour y fixer toute l'humeur artritique.

On appelle goute remontée un accès gouteux dans lequel, au lieu que la goute se fixe sur la partie accoutumée , elle se cantonne sur quelque partie essentielle à la vie. Dans une pareille circonstance , il y a presque toujours plétore ; en conséquence je conseille les saignées. (J'ai été obligé de faire quatre saignées de pied à un Citoyen qui était dans ce cas ; à chaque saignée, je voyais l'humeur artritique se déplacer , et se rapprocher du lieu où elle se fixait ordinairement.) Après la saignée , on appliquera des débilitans sur la partie où la goute s'est fixée , par erreur de lieu , et des excitans même assez actifs sur celle où l'on veut la rappeler. Des trainées de feu sont , de tous. les moyens connus , celui qui vaut le mieux en pareille circonstance.

Les purgatifs drastiques peuvent bien prévenir des accès gouteux , en désemplissant les vaisseaux lymphatiques, mais leur usage ne fait qu'augmenter la cause de la maladie.

Le lait pris pour toute nourriture , principalement chez les gros mangeurs , peut bien éloigner les accès gouteux ; 1.º parce que cette substance très-peu excitante n'enlève pas le peu d'énergie qui reste encore à la périphérie ; 2.º c'est que le lait n'a besoin que de peu de réparation pour se changer en notre propre substance ; 3.º cette substance animale ne contenant que peu de principes nourriciers , charge moins de fluides les vaisseaux lymphatiques , qui conséquemment conservent plus d'énergie, d'où il résulte que les excrétions et sécrétions se font beaucoup mieux. Mais , quoiqu'en disent quelques médecins , l'usage du lait continué pendant dix ans , ne viendra jamais à bout d'enlever au corps les prédispositions gouteuses , si cette substance n'est secondée par l'usage des excitans externes qui doivent fortifier toute la périphérie.

OBSERVATIONS.

En quatre-vingt-quatorze , le hazard fit que je me rencontrai à Metz , dans une société où se trouvait aussi un homme de cabinet âgé de quarante ans , et atteint de la goute depuis cinq ans : quelques circonstances particulières déterminerent ce Citoyen à me parler publiquement de sa maladie ; il me fit le narré de tout ce qu'on lui avait conseillé de faire pour pouvoir se délivrer du mal cruel qui le tourmentait depuis si long-temps. Comme il me demandait si les remèdes qu'on lui conseillait pouvaient lui être de quelque utilité, je lui répondis, avec ma franchise ordinaire, que tous les excitans internes lui seraient pernicieux. Ma manière de raisonner sur la goute plût à cet homme ; il m'engagea en conséquence à venir le voir. Le lendemain matin je me rendis à son invitation.

Voici quelles étaient les habitudes et la manière de vivre de ce particulier.

Dès l'âge de ving-cinq ans., il avait pris un goût particulier pour la lecture , et formé la résolution qu'il a tenue jusqu'à l'époque à laquelle il m'a consulté, de consacrer au moins dix heures par jour à l'étude ; quelques momens de promenade dans un jardin attenant à sa maison , étaient à-peu-près le seul exercice qu'il faisait ; il était gros mangeur , et avait outre cela un goût décidé pour les alimens de haut goût ; il buvait d'assez grandes quantités de vin très-spiritueux , prenait du café plusieurs fois dans la journée , et buvait en outre assez d'eau de vie et d'autres liqueurs semblables. Le Citoyen qui me fournit la matière de cette observation , avait d'ailleurs un penchant très-dominant pour les plaisirs de l'amour , et assez

peu maître de lui-même pour maîtriser cet
instinct violent ; il s'y livrait quelque fois sans
aucune réserve.

D'après les renseignemens que je venais de
prendre, d'après l'inspection de ce Citoyen
qui était d'une grosseur énorme, et qui ne
suait presque jamais, je vis parfaitement que
toute l'énergie vitale se dirigeait principalement
sur le cerveau , le gaster et les parties sexuelles,
tandis que la périphérie était sans action ; ce
qui était cause que les vaisseaux sur-tout lymphatiques étaient toujours dans un état de
plétore.

Pour rétablir chez lui l'équilibre , et désemplir les vaisseaux , il fallait diminuer l'énergie
du cerveau , du gaster et des organes de la
réproduction , en même temps qu'il fallait augmenter l'action de la périphérie. Pour parvenir
à ce but difficile , je conseillai au malade de
ne lire qu'une ou deux heures par jour , de
diminuer insensiblement et par gradation la
quantité des alimens qu'il prenait chaque jour ,
et de les rendre progressivement moins excitans,
de supprimer en même proportion l'usage des
liqueurs spiritueuses et du café , pour se réduire

à

à la longue à l'usage de l'eau pure pour toute boisson. Je lui prescrivis l'exercice principalement dans une voiture très-lourde, les frictions sur toute l'habitude du corps ; je lui enjoignis de plus de s'exposer dans les temps froids à la vapeur des plantes aromatiques, cuites dans le vin ; je lui conseillai en outre d'éviter le froid et l'humidité.

Quand au commerce des femmes pour lequel il avait une passion dominante, je lui prescrivis de s'en priver autant qu'il le pourrait.

Par cette conduite simple, mais toujours scrupuleusement observée, ce Citoyen n'a plus eu depuis le plus léger accès gouteux, ce que j'ai appris de lui-même l'année dernière, à Paris.

RHUMATISMES CHRONIQUES.

La seule différence qui existe entre le rhumatisme et la goute, c'est que la goute dépend de la faiblesse générale des organes de locomotion, et que le rhumatisme n'est que le produit de la faiblesse de quelques organes de locomotion particuliers.

Il y a une autre différence entre la goute et le rhumatisme, c'est que la goute se fixe d'ordinaire sur les petites articulations, tandis que la matière rhumatismale est toujours engagée dans les muscles.

Pour pouvoir triompher avec avantage d'un rhumatisme chronique proprement dit, il n'est point nécessaire, ou du moins je ne le crois pas, que le traitement soit général, à moins que ce ne soit pour remédier à quelques symptômes.

J'ai guéri une infinité de rhumatismes chroniques par le moyen d'un traitement excitant local, long-temps continué.

Les frictions, la liqueur de Sydenham, des trainées de feu, l'application de plusieurs cônes de moxa sur la partie, sont à-peu-près les seuls moyens dont je me sers pour combattre les rhumatismes chroniques.

OBSERVATIONS.

Un jeune homme âgé de vingt-huit ans, ayant fait plusieurs campagnes, me fut conduit à l'hôpital de *Rhetel* près *Syerck* ; ce militaire me demanda du secours contre un rhumatisme chronique qui le tourmentait depuis deux ans, et qui l'empêchait, pendant au moins trois ou quatre mois chaque année, de faire le moindre mouvement de la cuisse gauche. A l'epoque où le malade me consulta, les douleurs étaient très-obtuses ; je me déterminai à relever l'excitement de la partie souffrante ; des plantes aromatiques cuites dans du vin blanc, et encore assez chaudes, furent appliquées pendant quinze jours de suite sur la cuisse souffrante. Ces moyens furent suffisans pour donner au malade la facilité de se promener ; je me déterminai pour lors à faire faire de fortes frictions sur la cuisse gauche ; après les frictions, on versait sur la partie quelques gouttes de liqueur de *Sydenham* qu'on étendait sur toute la cuisse ; l'extrémité était ensuite recouverte d'une forte flanelle. A peine ce second moyen eût-il été employé dix jours que le malade ne ressentit plus aucune douleur, au point qu'il se proposait de retourner à son corps, lorsque je lui conseillai de se laisser tracer, sur la partie exposée aux rhumatismes, plusieurs lignes de feu ; ce brave homme y consentit : je lui traçai en conséquence douze lignes de feu autour de la cuisse souffrante.

On observera qu'en appliquant le calorique tous les trois jours, je me bornais à tracer chaque fois deux lignes de feu.

J'ai revu ce Jeune homme depuis son traitement, et il m'a assuré que depuis qu'il était sorti de l'hôpital, il n'avait pas éprouvé la plus légère douleur.

RÉFLEXIONS

Sur les infirmités auxquelles sont exposées une infinité de femmes, et sur-tout celles qui habitent les grandes Villes, à l'époque de leur temps critique.

Tant que les femmes sont propres à la génération, elles ont une force concentrique absorbante beaucoup plus considérable que les hommes, c'est-à-dire, d'une égale quantité d'alimens, elles extrayent plus de principes nourriciers que nous ; ce qui leur est absolument nécessaire pour qu'elles puissent fournir, sans s'affaiblir, le sang qu'elles perdent périodiquement par la vulve. Cette évacuation périodique se supprime à l'époque de la conception, pour que l'enfant trouve sa nourriture dans le superflu du sang de sa mère.

Dès que les femmes ne sont plus propres à être fécondées, alors la nature ne s'écartant presque jamais des loix sages qu'elle a établies, diminue insensiblement leurs forces concentriques absorbantes, internes et externes, ce qui

I i

est cause qu'elles font insensiblement moins de sang que de coutume , et qui fait en outre que la quantité de liquides qui coulait périodiquement par la vulve est insensiblement moindre à chaque nouvelle évacuation menstruelle , jusqu'au moment où cette évacuation cesse totalement.

Je le répète encore , la nature toujours admirable dans ses opérations , ne diminue qu'insensiblement l'énergie des forces absorbantes chez les femmes qui approchent de leur temps critique, qu'afin que les vaisseaux , et principalement ceux du bas-ventre , ne perdent point de leur énergie. S'il en était autrement , c'est-à-dire , si les forces concentriques absorbantes s'affaiblissaient considérablement , tout-d'un-coup , après la dernière évacuation , par la vulve , alors les vaisseaux accoutumés depuis long-temps à contenir d'assez grandes quantités de fluides , doivent tomber dans un relâchement considérable , qui doit mener avec lui les accidents les plus fâcheux ; mais , fort heureusement les choses ne se passent presque jamais ainsi , et ce n'est qu'insensiblement que l'énergie des forces concentriques diminue , pour que les vaisseaux ne perdent point de leur énergie en se moulant insensiblement (s'il m'est permis de me servir de cette expression) sur le liquide qu'ils contiennent.

J'ai dit en plusieurs endroits que le grand attelier de la nature était placé au cerveau chez les jeunes filles jusqu'à l'âge de neuf à dix ans plus ou moins ; j'ai de plus fait remarquer qu'à cette époque de la vie le mode d'action changeait chez elles, c'est-à-dire, que la nature transportait alors son laboratoire aux parties sexuelles, qui croissaient, se dévelopaient jusqu'au moment où une évacuation sanguine venait annoncer que la source fortunée d'où elle découlait pouvait être vivifiée.

L'apparition des menstrues est toujours annoncée chez les jeunes filles par un état de pésanteur, de mal-aise général (dont cependant le principal siège paraît être fixé aux environs de la région *hypogastrique*) produit par la plénitude des vaisseaux qui font effort pour se débarasser d'un liquide surabondant qui les gêne.

Comme, à la première apparition des menstrues, l'utérus est l'organe énergique par excellence, il est aussi celui qui réagissant le plus fortement sur le liquide qui, par son abondance, gêne ces vaisseaux , le force de surmonter les digues qui veulent le retenir , et le contraint de se porter au-dehors. La première impression une fois donnée au sang , il n'est pas surprenant qu'il découle par les mêmes voies , toutes les fois que la femme sera dans un état assez plétorique, et que l'utérus conservera une irritabilité convenable pour réagir avec assez de force sur le stimulus qui le presse.

(On observera cependant que la trop grande énergie de la matrice s'oppose à l'écoulement des menstrues , parce qu'alors les fibres , en se crispant , étranglent en quelque sorte les vaisseaux utérins qui ne peuvent plus se vuider dans les sinus).

La plétore excessive occasionne l'engoument des vaisseaux , et s'oppose à l'écoulement des menstrues.

D'après ce que je viens de dire , il n'est personne qui ne sente que l'effort que fait , tous les mois , le sang pour franchir les sinus utérins chez les femmes qui sont encore propres à être fécondées, ne soit un stimulus assez fort , surtout chez celles qui vivent dans la molesse et l'oisiveté , pour faire prendre insensiblement à l'excitabilité une tendance particulière à se réfléchir sur les organes de la réproduction. Mais, si ces mêmes femmes ont excité fréquemment et constament ces parties, si elles ont en outre fait un grand nombre d'enfans, il n'est point de médecin qui ne voie bien qu'alors l'excitabilité a pris une tendance bien marquée à se réfléchir avec force sur les lieux où l'ont appelée pendant long-temps des stimulus actifs.

Si l'énergie des forces concentriques absorbantes diminue insensiblement à l'approche du temps critique, le sang doit être contenu en moindre quantité dans les vaisseaux, à mesure que l'époque de la suppression totale arrive, ce qui doit nécessairement diminuer par gradation l'énergie des stimulus qui agissent à certaines époques reglées sur l'utérus, et accumuler l'excitabilité, si l'on ne sait remplacer le défaut d'excitement produit par la diminution du sang, soit par l'exercice, soit par tous autres moyens semblables.

Mais si, malheureusement pour les femmes qui touchent à ce moment, l'un des plus dangereux de leur vie, le médecin, par une conduite mal entendue, loin de les fortifier en relevant principalement l'énergie de leurs forces externes, ne fait que les débiliter par de copieuses et fréquentes saignées , il doit occasionner l'*attonie* , et faire tomber ces malheureuses dans des maladies nerveuses , suite de faiblesse directe, les plus violentes , sans parler de beaucoup d'autres infirmités qui peuvent les tourmenter.

Tant que le médecin ne sera pas bien convaincu qu'il faut exciter par tous les sens externes les femmes qui approchent de leur temps critique , sa marche sera toujours incertaine et mal assurée. Il ne faut que de la réflexion et un peu d'observation pour être persuadé que les femmes, sur-tout celles qui ont toujours vécu dans le repos et l'oisiveté , et qui ont beaucoup usé des parties sexuelles, doivent avoir contraint le principe de la vie à prendre une tendance particulière à se réfléchir sur l'utérus. En partant de ce principe qui est incontestable , et qui ne peut être désavoué que par l'ignorance , l'homme instruit concevra facilement que si , à l'époque de la suppression des menstrues, il se dirige moins de sang à la matrice que de coutume , l'énergie de cet organe doit être diminuée. Le peu d'usage que font ordinairement les femmes

des parties sexuelles, aux approches du temps
ctitique, est une cause qui en diminue considérablement l'énergie.

De tout ce que je viens de dire, je pense
qu'on doit conclure que si les parties sexuelles
perdent sensiblement de leur énergie chez les
femmes, aux approches de leur temps critique,
le principe de la vie doit être généralement
sur-abondant, sur-tout chez celles qui vivent
dans la mollesse et l'oisiveté, et qui avaient
depuis long-temps, avant cette époque, exercé
fortèment les organes de la réproduction ; exercice qui faisait faire de grandes déperditions au
principe de la vie. Or, si, à l'époque de la
suppression des menstrues, époque où il se fait
peu de déperditions d'excitabilité par les parties
sexuelles, on ne sait exciter convenablement,
sur-tout la périphérie, il est bien certain que
le fluide nerveux doit s'accumuler au cerveau
qui est son reservoir, si les autres parties du
corps ne soutirent autant d'excitabilité à cet
organe que les parties sexuelles lui en empruntent moins.

Les chagrins, la crainte, la frayeur, en refoulant fortèment l'excitabilité au cerveau, peu-

vent occasionner, chez les femmes qui sont dans leur temps critique, des affections nerveuses, suite de faiblesse dirécte, les plus opiniâtres, telles que l'épilepsie, la manie, etc.

Quoique j'aie dit que les grandes et copieuses saignées étaient toujours dangereuses chez les femmes qui approchent de leur temps critique, parce que ces évacuations étaient toujours suivies d'une diminution sensible d'excitement, je n'ai pas prétendu dire qu'il n'y avait pas des femmes qui, ayant encore une force digestive très-considérable (ce qui néanmoins est assez rare) ne surabondâssent en sang, à l'époque de la suppression des menstrues.

L'expérience, le meilleur des guides en médecine, m'a démontré d'une manière non équivoque que la plétore sanguine avait occasionné le dévelopement de plusieurs accès nerveux chez quelques femmes, à l'époque de la suppression des menstrues, mais de copieuses et fréquentes saignées faites dans pareilles circonstances, n'auraient fait que parer aux symptômes, en augmentant la cause de la maladie, c'est-à-dire, que les grandes évacuations de sang, en diminuant considérablement l'excitement, auraient bientôt ramené des accès nerveux plus considérables que les premiers.

La nature, pour remédier à la plétore à laquelle sont exposées, à certaines époques fixes, les femmes qui sont douées des facultés nécessaires pour devenir mères, les a assujetties à une évacuation sanguine périodique par la vulve, presque insensible, mais capable de diminuer la plétore, sans les affaiblir par une perte de sang subitanée.

Lorsque les femmes sont douées de la plus grande force concentrique absorbante, la nature, pour diminuer la plétore à laquelle elles sont assujetties périodiquement à cette époque, n'a besoin d'une évacuation de sang que de trois ou quatre onces, évacuation qui se fait insensiblement, et qui dure quelque fois huit jours. Comment pouvoir se persuader, avec quelques connaissances physiologiques, que de fréquentes et copieuses saignées doivent être utiles pour remplacer cette évacuation, à l'époque où l'énergie des forces digestives se trouve sensiblement diminuée ?

Lorsque le médecin, sage ministre de la nature s'apercevra que quelques femmes se trouvent dans un état plétorique, il remplacera les menstrues supprimées ou sensiblement diminuées par l'application de plusieurs sang-sues à la vulve ; mais il observera en outre que pour imiter le plus qu'il lui sera possible, la marche qui avait été tracée par la nature, de mesurer le nombre des sang-sues, sur la quantité de sang superflu qu'il croit être contenue dans les vaisseaux ; il n'oubliera pas non plus de ne diminuer qu'insensiblement la plétore sanguine, ce qu'il obtiendra facilement en appliquant chaque matin, pendant trois ou quatre jours, deux où trois sang-sues à la vulve. On pourra répéter cette application pendant plusieurs mois de suite, si les circonstances l'exigent ; mais il faudra observer, chaque mois, lorsqu'on réappliquera les sang-sues, d'en diminuer insensiblement le nombre. Pour diminuer la trop grande énergie de l'estomac, qui est cause que la femme fait plus de sang qu'il ne lui en faut, on la mettra à l'usage des boissons débilitantes. Sa nourriture sera composée d'alimens légers, et contenant peu de principes nourriciers, pour empêcher que le principe de la vie ne se cantonne au cerveau ; on excitera par gradation, mais toujours

assez fortèment, la périphérie, par le moyen
de la lumière, d'une douce chaleur de l'exercice, des frictions, des fumigations aromatiques.
Les odeurs agréables, les sons mélodieux, la
vue d'objets agréables, les plaisirs, la gaîté,
des sociétés réjouies sont aussi des moyens qui
ne sont pas à négliger pour relever l'énergie
chez les femmes, à l'époque de la suppression
de leurs menstrues.

Nota. Je sais qu'il est des femmes qui, à
l'époque de leur suppression, perdent plus de
sang que de coutume. Ce phénomène arrive
quelque fois chez des personnes très-grasses, et
peut s'attribuer à un effort de la nature, qui fait
que les vaisseaux lymphatiques se vuident dans
les sanguins afin de n'être plus gênés par un
liquide surabondant lorsque la femme cessera de
perdre.

Il est d'autres circonstances où le défaut d'action est cause que les femmes perdent abondament à l'approche de leur temps critique ; en
pareille occurrence, on ne fera cesser les pertes
qu'en relevant l'action générale.

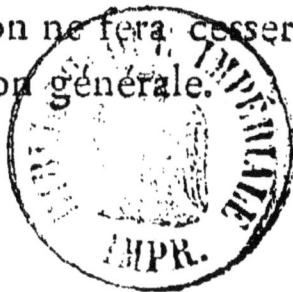

www.ingramcontent.com/pod-product-compliance
Lightning Source LLC
Chambersburg PA
CBHW062006200326

41519CB00017B/4694